「MBA×コンサルタント」の
医師が教える快眠戦略

一流の睡眠

裴英洙
Hai Eishu
ハイズ株式会社代表取締役
（医師・医学博士）

ダイヤモンド社

はじめに

睡眠こそ最強の「ビジネススキル」である

毎日8時間熟睡して疲れを吹き飛ばし、朝は5秒でシャキッと目覚める。日中、眠気と戦うこともなく夜までフルスロットルでバリバリ仕事する。帰宅して風呂から上がりベッドに入ったら即「寝落ち」して、気づいたら朝になっている。疲れ知らずの不眠知らずで、常に高いパフォーマンスを維持し続ける。

そんな毎日は、ビジネスパーソンの究極の理想形かもしれません。

しかし、実際にそんな生活ができている人が、どれだけいるでしょうか。

私が、医師として、外来に訪れるたくさんのビジネスパーソンに「よく眠れていますか？」と質問すると、多くの方から返ってくるのは次のような答えです。

「寝不足で疲れがとれず朝から気だるい」「日中、眠気がつきまとって仕事に集中できない」「ベッドに入ってもしばらく眠れない」「たくさん寝たのに熟睡感がない」

日本のビジネスパーソンの3人に1人が、このような睡眠に関する悩みを抱えていると言われています。

睡眠の悩みを解消するための情報は、これまでにも、書籍やインターネット上でたくさん提供されてきました。「睡眠時間は8時間がベスト」「睡眠のゴールデンタイムである22時〜2時に眠ると体に良い」「規則正しく栄養管理の行き届いた食生活が良質な睡眠をもたらす」「睡眠時間を確保することから1日をスケジューリングする」。本書を手に取った方ならば、そんな話を聞いたことがあるのではないでしょうか。

でも、多忙なビジネスパーソンがそうした習慣を実行することは非常に困難です。なぜなら、**ビジネスパーソンの実態は「睡眠の常識」とかけ離れているから**です。

翌日に大事なプレゼンが控えているのに、どうしても徹夜しなければならない。海外出張で時差ボケと戦わなくてはいけない。外せない打ち合わせや会食が連続して、しばらく十分な睡眠時間はとれないことが確定している。「今日こそはゆっくり眠れそうだ」と思った日に限って、緊急事態が起きて深夜残業になった……。

ただでさえ時間がないのに、イレギュラーな案件が次々舞い込むのがビジネスの現場です。そんな中で結果を出し続けるために睡眠の優先順位を下げるのは、もはや当然の選択だと言えるでしょう。

さらに、スマホ・SNSが爆発的に普及して「常時オンライン状態」となり、いつでもどこでも寝る直前まで仕事ができるようになった今、**忙しい人ほど自然と睡眠時間が削られていく**のが現代のビジネスパーソンの宿命です。できることなら限界まで睡眠時間を削って山積みのタスクに充てたいというのが本音ではないでしょうか。

しかし、人間は眠る生き物です。睡眠不足が続けば疲れが溜まり、仕事のパフォーマンスに必ず悪影響を及ぼします。ここにビジネスパーソンのジレンマがあります。

多忙な毎日を送りながら「眠れない」「熟睡できない」が解消できる

だからこそ私は本書で、ビジネスパーソンに特化した眠り方を紹介しようと思います。**今の生活スタイルを変えることなく、極端に睡眠時間を増減させることもなく、効率的かつ効果的に睡眠をとって仕事のパフォーマンスを上げる「攻め」の睡眠メソッド**をお伝えしていきます。

疲れを吹き飛ばす睡眠時間の最適解。ベッドに入って即「寝落ち」するための習慣。ランチ後の睡魔を撃退する方法。徹夜や時差ボケのダメージを最小に抑える秘訣。一番効果的なコーヒーの飲み方など。ビジネスパーソンの悩みに直結するような、今日からできてすぐに効果が出る、具体的で実践的な方法をちりばめています。

なぜ私がみなさんにそのようなことをお伝えしたいのか、と思われるかもしれません。私は、先ほど述べたように医師であると同時に、経営者、コンサルタントとして「3足のわらじ」を履くビジネスパーソンでもあります。外科医としてキャリアをスタートし、昼夜を問わず手術や急患で眠る暇もないほどの毎日を過ごしたあと、一人でも多くの命を救うためにはもっと根本的に病気の発生要因やメカニズムを知る必要があると感じ、大学院の関係機関で病理専門医（がんの診断を専門にする医師）として働き始めました。約10年間、第一線の医師として現場に立ったあと、「医療機関の経営」を根本的に改革することに興味を持ち、医師として働きつつ慶應義塾大学大学院（慶應ビジネス・スクール）に通う決心をしました。そして在学中に医療機関再生コンサルティング会社を設立し、現在も日本各地の病院の再建に取り組んでいます。その一方で臨床業務を続け、日々患者さんと接しています。

オペにミスは許されません。クライアント企業の経営を左右するアドバイスに手抜きなどできません。そして、力をセーブして業績を上げられるほど、現在の経営環境は甘くありません。私1人のパフォーマンスの低下が、人の命や、企業とそこで働く人の人生を損なうことに直結します。つまり私は、「常に高いパフォーマンスを維持し続けなければならない」立場にあります。

そんなキャリアを歩む中で、**医師とビジネスパーソン両方の視点と経験を併せ持ってきたからこそ、「ビジネスパーソンのための睡眠術」をまとめて、多くの方に実践していただく必要性を痛感した**のです。

1つだけ、私の「失敗エピソード」を紹介させてください。

外科医時代やビジネスを始めた直後は休む間もなく働いていたため、睡眠不足による疲労蓄積に悩まされていました。そして、外科医時代に、睡眠を犠牲にしたことで取り返しのつかない事故を起こしかけました。極端な睡眠不足を気合いで乗り切るようなことを続けていたある日、自宅で病院からの救急コールを待機していました。案の定、就寝中に「大動脈瘤破裂の疑いあり」という、生死を分ける最も緊急レベルの高い患者が搬送されてくるという連絡が入りました。私はすぐに着替え、病院の救急外来に向かおうと家を出ました。急いで自家用車に乗り込み運転席に座った直後、突然の眠気に襲われ、無意識のうちに眠りに落ちてしまったのです。2度、3度と病院から私の携帯電話に再コールがあったようですが、気づかないほどに寝入っていました。そして「おい、患者さん、死ぬぞ！」という救急部長からのコールでようやく飛び起き、急いで車を走らせ病院に駆け込みました。もしあの時、部長のコールで起きられなかったら、患者さんは間違いなく助からなかったでしょう。

この経験を通して、自分の睡眠不足が「人の命を落とす」という絶対にあってはならないデメリットにつながることを痛感し、私は自分の睡眠を徹底的に見直しました。**医学的知識を総動員し、日々接する患者さんや周囲のビジネスパーソンの睡眠傾向を調査し、分析と仮説検証を繰り返して、現代のビジネスパーソンの実態に即した「快眠戦略」にたどり着いた**のです。今では、私は睡眠に関する悩みをすべて払拭し、睡眠不足で仕事のパフォーマンスを下げるようなことは一切なくなりました。

常に一定以上の成果を出し続けるための「快眠戦略」

ところで、書店のビジネス書コーナーには、「一流」という言葉がタイトルに入った本がたくさん並んでいます。果たして「一流のビジネスパーソン」とは、どんな人

「一流」と「普通」のパフォーマンスの違い

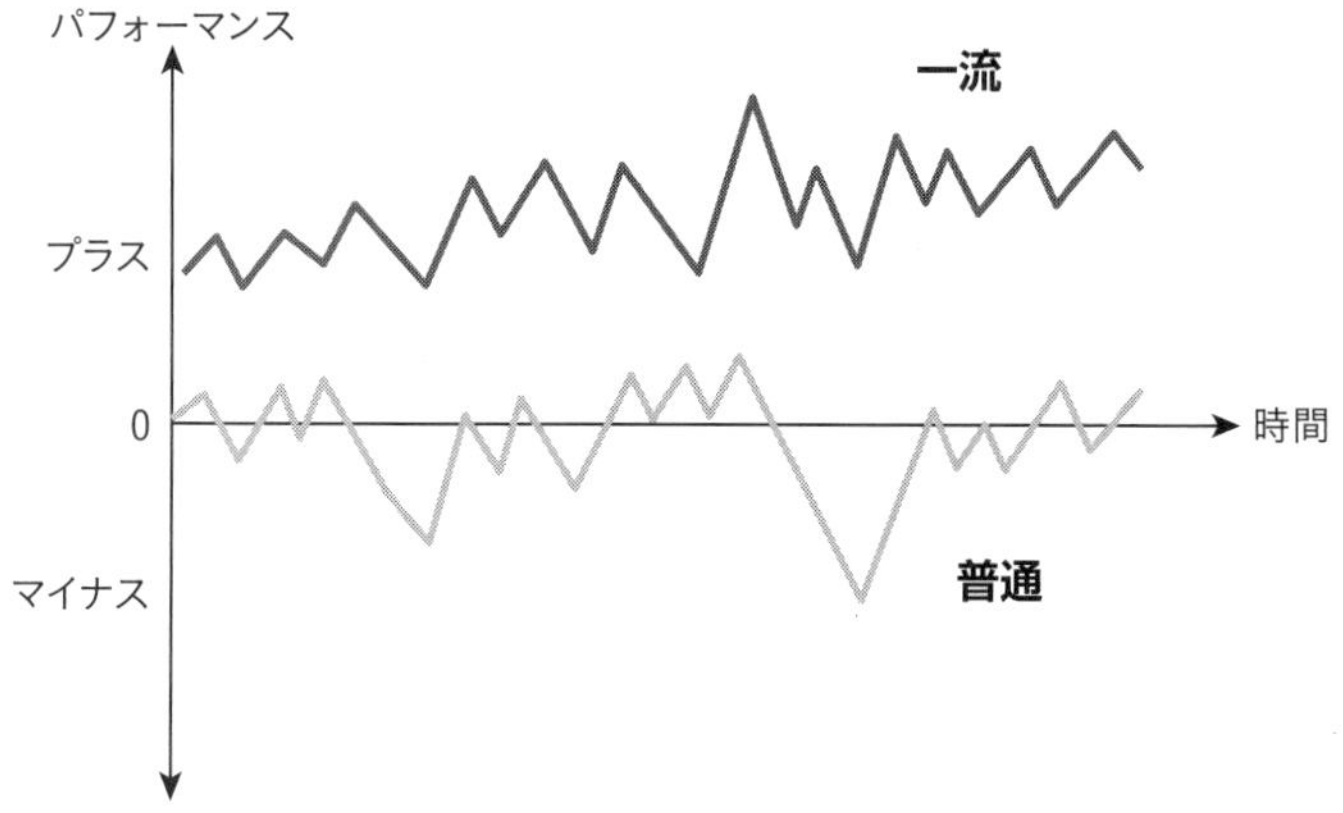

のことを指すのでしょうか。

いろいろな考え方があると思いますが、本書では、一流のビジネスパーソンの条件を明確に定義します。それは**常に一定以上のパフォーマンスを上げること**です。

上の図は、「一流」と「普通」のパフォーマンスの違いを示しています。「普通」は、プラスの領域に入る良いパフォーマンスの時もあれば、マイナス領域に入る時もあります。一方、「一流」は、多少のブレはあるものの、常にプラス側でパフォーマンスを維持しています。

つまり、一流のビジネスパーソンとは、パフォーマンスの平均値が高く、か

つブレが小さい人です。同じ環境の中にいても、周囲と比べて圧倒的に高い成果を淡々と出し続ける、大リーグのイチロー選手のような人をイメージしてください。

ロジカルシンキングやフレームワーク、プレゼン力、文章力、カリスマ起業家の仕事術などのビジネススキルを身につけることで、あなたの能力は着実に上がっていくでしょう。**しかし、誰にでも今日から実践できて、すぐに効果が現われ、最短で一流に近づくための最強のビジネススキルは間違いなく「睡眠」です。**

本書で紹介する「快眠戦略」のキモは、次の3つです。

①「睡眠時間の確保」ではなく「熟睡習慣の獲得」を目指す
②1日の始まりを「起床時」ではなく「就寝時」に切り替える
③イレギュラーな事態でもパフォーマンスを落とさない「対処法」を身につける

それでは、その具体的な方法について紹介していきましょう。

裴英洙

多忙なビジネスパーソンのための「快眠戦略」モデルスケジュール

20:00 取引先と酒席 ── お酒と同量の「チェイサー」を摂取

22:00 解散、帰りの電車に乗る ── 座席には座らない

23:00 帰宅・翌日のプレゼン準備

24:00 シャワー（短めに） ── 上がったら家の中の照明を暗くする

25:00 就寝

6:30 起床 ── スポーツドリンク ➡ 熱めのシャワー ➡ 朝食 ➡ 快便で完全に覚醒

7:00 出発→最寄り駅到着 ── 通勤経路・電車内は意識的に日光の当たる場所を確保

8:30 出社→ホットコーヒー摂取

9:30 会議・プレゼン

12:00 ランチ（大盛りやおかわりは回避）

13:45 出発

14:00〜14:20 移動電車内で昼寝 ── この20分が午後のパフォーマンスを上げる

14:45〜15:30 取引先と打合せ

16:00 カフェで取引先にメールでフィードバックしつつホットコーヒー摂取 ── これ以降はコーヒーを飲まない

16:30 帰社→ミント系のガムを噛みながら企画書作成

17:00 デスクでサンドウィッチ・アーモンド・チーズを摂取

----残業----

20:30 コンビニでヨーグルト、バナナ、野菜ジュースなどを購入→摂取

22:30 退社 ── 1駅分歩いて疲れを溜める

23:30 帰宅→自分だけの「入眠儀式」へ

一流の睡眠◎目次

第1章 ビジネスパーソンのための睡眠の「新常識」

第2章

目覚めた瞬間に快眠戦略は始まっている

第4章

翌日のパフォーマンスを最大化する夜の習慣

第5章 世界一の快眠を手に入れる「睡眠自己分析」

第6章

眠りの質をさらに上げる最新ナレッジ

序　章

一流のハードワーカーは
どう眠っているのか？

1

外科医は1日4回の手術を「一流の睡眠」で乗り切っている

外科医は絶対に「失敗」できない

私はもともと、胸部外科という肺や心臓などの臓器を専門とした外科医で、これまで経験してきた手術回数は500回を超えています。

外科医は、1日の中で複数の手術を担当することが珍しくないハードワーカーです。私自身も、**最大で1日に4件の手術を担当した**ことがありました。

手術室に運ばれてくる患者さんの病気や症状は、当然ながらすべて異なります。肺がん、縦隔腫瘍（胸の真ん中の臓器に出来る腫瘍）、気胸（肺に穴が空き、胸の中に空気が漏れる病気）、膿胸（胸の中に膿がたまる病気）など、さまざまです。

病気に至った原因や背景も、まさに十人十色。ご高齢で手術に耐えられるかどうかギリギリの状態の方、過去に心筋梗塞の経験があって心臓が弱っている方、重度の喘息持ちで呼吸機能が悪い方、本当に多種多様です。

そして、手術に失敗は許されません。常にベストパフォーマンスを求められるプレッシャーと戦い続けなければなりません。

重篤な患者の手術を「朝イチ」に組み込む2つの理由

そうした個別に状態の異なる患者さん一人ひとりをつぶさに観察しながら、慎重に手術の順番を決めていきます。そのような状況の中、最もリスクが高く、かつ難しい技術が求められる患者さんの手術は、必ず朝イチに組み込んでいました。

その理由は、一刻を争う手術を優先する、という患者側の緊急度が1つ。そして、**手術でベストパフォーマンスを出しやすい環境が朝である、**という医師側の理由が1つです。

午前中は体力が十分に残っており、脳の疲れもなく、アドレナリンが分泌されやすい時間帯です。夕方の別の手術で手を抜いているようなことは100%ないと断言しますが、それでも、朝イチのほうが心身ともにベストの状態で臨める可能性は高いのです。

たとえば、肺がんの手術は一般的に3時間ほどかかります。術前の準備や麻酔等を入れれば、朝の8時から13時くらいまで立ちっぱなしで頭をフル回転させて集中しなければなりません。頭も体もベストな状態でなくては、とても乗り切れないのです。

20分の仮眠が患者の生死を分ける

しかし、本来あってはならないことですが、前日までの疲労が溜まって、手術前に「とてもベストパフォーマンスを出せそうもない」と感じる時があります。

そんな時、私は勇気を持って「20分ほど仮眠させてくれ」と周囲にお願いすることがありました。手術中に眠気に襲われて大事故を起こすより、ほんの少しの仮眠による回復効果を狙うのです。

これは、**20分の経過が患者の病状に与える影響を計算しつつ、自分のパフォーマンスを一定以上に保つための回復に充てる、というギリギリの判断**です。

医師のパフォーマンスの低下は、患者の「死」に直結します。できる限りのコンディションを整えることは、外科医として、執刀技術と同じくらい重要なファクターです。「最高の手術は最高の体調から」という恩師の言葉を、私は外科医時代に何度も痛感することになりました。

一流は「夜」から1日をスタートさせている

ベストの状態で手術に臨むためには、前日の睡眠が非常に重要な役割を果たします。常に一定以上のパフォーマンスを出し続ける「一流」を目指していた私が、睡眠に関して心がけていたことがあります。

スペシャルな睡眠方法があるわけではありません。ただ**「前日の睡眠から手術は始まっている」と意識する**だけです。「なんだ、それだけか」と思われるでしょうか。私の経験から言えば、ここに「一流」と「普通」を分ける大きな差があると思います。

「平日の行動を、時刻に沿って順番に書いてください」

そう言われた時、あなたはどう書きますか？

- 7：00起床
- 7：30朝食

・8：00出勤
……

こう書き始める人がほとんどでしょう。しかし、この時点ですでに普通のビジネスパーソンの考え方です。一流は、次のように書きます。

★23：00就寝
・7：00起床
・7：30朝食
・8：00出勤
……

多くの人は、就寝時間を1日の「ゴール」と考えています。でも、睡眠が翌日のコンディションに直結するならば、**翌日のパフォーマンスを最大化するためには、就寝時間を「1日のスタート」とするべき**です。

シンプルですが、本書でこれから紹介していく睡眠術の大前提となる、非常に重要な考え方です。「今日も1日疲れたからさあ寝よう」という受動的睡眠ではなく、「翌日のパフォーマンスを最高に持って行くためにさあ寝よう」という能動的睡眠へと意識を変えることが、一流のビジネスパーソンへの近道なのです。

たとえば、仕事を終えて寝室に入り、「やっと自由な時間が訪れた」と思う気持ちはとてもよくわかります。ベッドで読書したり、スマホであてもなくYouTubeや好きなwebサイトを眺めている30分が、もっともリラックスできる時間だという人も多いでしょう。

しかし、それを毎日繰り返していると、睡眠時間は確実に削られていきます。1日30分だとして、休日を除いた1か月でおよそ10時間。**寝る前の30分のネットサーフィンを1か月やめるだけで、1日分の労働時間が確保できる**計算です。

このように、ほとんどの人が、睡眠を1日のスタートとは考えていないのが現状ではないでしょうか。結果を出すことが至上命題である一流のビジネスパーソンが、常に一定以上の成果を上げ、ライバルに差をつけるための効率的な手段として、睡眠習慣の改善に取り組まない手はありません。

2

一流は「効率の良い眠り方」を知っている

睡眠のキモは「量」ではなく「質」

睡眠で大切なのは「量」か「質」かと問われれば、それは圧倒的に「質」です。質の高い睡眠とは、ぐっすり眠れて翌日の目覚めも良く、朝からやる気がみなぎるような睡眠です。

しかし、患者さんから睡眠に関して聞かれる質問の第1位は、「何時間寝れば良いのか?」です。「睡眠＝睡眠時間」と考えている人が、異常なまでに多いと感じます。**実は「何時間寝れば良い」という絶対的な尺度はありません。**先ほどの質問に答えるとすれば「人それぞれ」です。8時間眠るより、6時間で起きた日のほうが頭が冴えて体調も良ければ、6時間がその人のベスト睡眠時間です。

「8時間睡眠が最高」という一般論に縛られることは、質の良い睡眠から遠ざかる原因になりかねません。

8時間眠っても「なんとなく疲れがとれない」理由

睡眠の質を高める1つの方法として、「睡眠効率」という考え方を紹介します。これは、**布団に入って横になっている時間に対して、実際にどれくらい眠れているのかを示す割合**のことを言います。

睡眠障害を医学的に診断する際には、「睡眠ポリグラフ検査」という方法を用いて、この睡眠効率を正確に測定します。睡眠の状態、呼吸の状態、心電図、睡眠中の姿勢、足の動きなど10種類ほどの生理機能を一晩中記録し、「睡眠時無呼吸症候群」や、「レム睡眠行動障害」などの睡眠に関わる病気を診断するのです。

とはいえ、日常生活でそれほど精緻に睡眠効率を調べることはできませんし、その必要もありません。33ページの計算式を用いれば、おおよその睡眠効率を簡単に計ることができます。

たとえば22時に布団に入り、朝6時に布団から出たならば、横になっていた時間は8時間。途中で目覚めた時間や寝つけなかった時間を引いた実質の睡眠時間が、6時間程度だったと仮定しましょう。

それを計算式に当てはめると、「実質の睡眠時間6時間」÷「横になっていた8時間」×100で、睡眠効率は75%です。

仕事の能率が劇的にアップする「基準」がある

「睡眠効率100%」という人はほとんどいません。赤ちゃんのように、横になったらすぐ寝て目が覚めたら飛び上がるような常に絶好調の人であれば、そもそも本書を手にとる必要はないでしょう。

一般的な人が目指すべき睡眠効率の合格ラインは、「85%以上」と言われています。85%以上になると、翌日の明らかな体調やパフォーマンスの変化を実感できるはずです。目覚めも清々しく、食欲も増進。内臓も整い、朝からの快便にもつながります。さらに、日中の集中力や記憶力が上がり仕事もはかどることでしょう。

睡眠効率の計り方

$$\frac{\text{実質の睡眠時間（大体でOK）}}{\text{横になっていた時間}} \times 100$$

（例）

・実質の睡眠時間＝6時間　・横になっていた時間＝8時間

$$\frac{\text{「6時間」}}{\text{「8時間」}} \times 100 = \mathbf{75\%}$$

合格ラインは「85％以上」！

質の高い睡眠は、体調の良さと質の高い仕事のパフォーマンスに直結するのです。

たとえば、8時間ベッドにいる場合の睡眠効率85％の睡眠時間は、6・8時間です。

横になってから35分で寝つき、目が覚めたら二度寝せずに35分以内に起き上がるイメージです。そう考えれば、決して無理な目標ではないでしょう。

あなたが良く眠れないという悩みを抱えているなら、まずは今日の夜から、睡眠効率を計ってみてください。

ちなみに、あなたにとってのベスト睡眠時間を見つける方法は、第5章で具体的に紹介します。

3

ビジネスパーソンに必要な「眠り方」がある

ビジネスパーソンに必要なのは「体の休息」ではなく「脳の休息」

スポーツ選手はよく眠る、というさまざまな医学的データがあります。たとえばサッカー界のトップアスリートであるC・ロナウドやリオネル・メッシがロングスリーパーであることは、メディアでも報じられています。

アスリートがトレーニングの効率を高めるためには、睡眠と食事が生命線だと言われます。寝ついてから約3時間後に現われる「ノンレム睡眠」時には、成長ホルモンが多量に分泌されます。**成長ホルモンは、その名の通り子どもの成長を促進する一方、大人にとっては、傷ついた細胞をケアし、修復を進めてくれる物質**です。

アスリートは、日中の激しいトレーニングで筋肉や関節など体中を痛めつけています。だからこそ、睡眠中の成長ホルモンがたっぷりと分泌されるように、しっかりと睡眠をとる必要があるのです。

十分な睡眠がとれないと、ホルモン分泌のバランスが崩れ、疲労回復が思うように進みません。もちろん、脳の疲れやメンタルの疲れも取れません。アスリートにとって、適切な睡眠は運動中の事故を防ぐことにも役立つのです。

スポーツ界のアスリートと比べて、体よりも「目」を酷使し、時間に追われて精神的ストレスがたまりやすいのが、現代の「ビジネスアスリート」の特徴です。

運動後の筋肉の傷みや、血中に疲労物質がたまる身体的な疲労は、栄養を摂って眠れば、比較的早期に回復します。しかし、脳の疲労回復には、より深く睡眠をとり、心も体も休めることが不可欠です。脳に疲労がたまると、自律神経系、免疫系、内分泌系、血流や血圧など、体のいろいろな面に悪影響を及ぼすためです。

つまり、一流のビジネスパーソンは、トップアスリートと同等、もしくはそれ以上に睡眠を重視する必要があると言えます。

私たちの「3つの疲れ」を眠りで解消する

ビジネスパーソンの疲労には3種類あります。

1つ目は、肉体的疲労です。肉体的に疲労している状態とは、簡単に言えば「筋肉を動かすためのエネルギーが不足している状態」です。ガソリンが切れた車が動かないのと同じように、私たちの体もエネルギー不足の状態では力が出ません。

さらに、疲労物質が悪さをします。以前は、「乳酸こそが疲労物質である」という説が有力でしたが、近年の研究では、乳酸だけで疲労を説明するのは誤りになりつつあります。さまざまな疲労物質が体に蓄積した結果、疲れやだるさ、筋肉の張りといった症状になって現われるのです。

だったら、1日中筋肉を動かさないでじっとしていたら肉体的疲労と無縁になれるのかといえば、そんなことはありません。筋肉は適度に動かさないと萎縮し、どんどん弱くなっていきます。**疲れるのがいやだからと体を動かさないでいると、かえって疲れやすい体をつくってしまうことになる**のです。

また、同じ姿勢で椅子に座り続けるなど、一部の筋肉に長時間緊張を強いると、そこに疲労物質が溜まりやすくなります。デスクワークだけでも足腰が疲れるのは、このためです。

2つ目が、精神的疲労。これは、人間関係や悩み事などのストレスを原因とする「心の疲れ」です。**体はどこも悪くないのに、緊張やプレッシャーが続いてなんとなく元気が出ないことがあるなら、それは心が疲れている**サインです。

気分が沈んで憂鬱だ、イライラすることが多い、食欲が出ない、眠りにつけない、朝早くに目が覚める、不安になることが多いなどが、精神的疲労の代表的な症状です。放っておくと「うつ」を引き起こすことにもなります。

3つ目の疲労は、神経的疲労です。長時間のデスクワークや細かい作業などで眼の神経や脳が緊張した状態が続くことによって起こる「頭の疲れ」です。

神経的疲労が続くと、集中力が低下したり、もの覚えが悪くなるなど仕事のパフォーマンスが確実に落ちてきます。パフォーマンスを求めるビジネスパーソンにとっては一番やっかいな疲労かもしれません。

「戦略的快眠」がすべての問題を解決する

これら3つの疲労は互いに密接に関係し、放っておくとお互いがタッグを組んで悪さをするようになります。そして、なかなか解消できない、こびりつくような疲労へと発展してしまうのです。

たとえば、精神的疲労の症状が悪化すると、動悸がしたり、めまいがひどくなるなど、体の症状となって表われます。心と体は密接に結びついているのです。

肉体的な疲労に対して、マッサージはもちろん効果的です。精神的な疲労に対して、ストレス解消のための友人との飲み会は有効でしょう。神経的な疲労に対してはスポーツも良いかもしれません。

しかし、**睡眠は、3種類の疲労すべてに効果を発揮**します。あなたが少しでも「疲れている」と感じるなら、何より先に取り組むべきは、マッサージでも飲み会でもなく、睡眠習慣の改善です。

第 1 章

ビジネスパーソン
のための
睡眠の「新常識」

4 なぜ、疲れて深夜に帰宅しても眠れないのか？

「早く眠らなきゃ」が眠れない原因になる

先日、あるビジネスパーソンが、外来で睡眠に関する悩みを訴えてきました。彼は規則正しい生活をモットーに、起床時間と入眠時間をきっちりと決めるタイプです。

「朝6時に起きたいので、遅くても0時には寝なくちゃいけないと思っています」

「最近は0時になってもなかなか眠れないんです。23時30分を過ぎても眠たくならないと、気持ちが焦って余計に目が冴えてくるという悪循環で……」

こうした**「睡眠時間の義務感」は、快眠の大敵**です。

まじめな人ほど、一度決めた睡眠時間を確保しようとする傾向があります。「寝なくては」と思えば思うほど、頭は冴えてきます。翌日のすべきことや日々の悩みが押し寄せてきて、その悩みが具体的であればあるほど眠れなくなる。ふと時計を見ると1時間も経っている。睡眠時間がどんどん削られていく。早く寝なくちゃ……。

そんな睡眠時間への強迫観念は、最悪の場合、不眠症へとつながっていきます。

夜、「寝落ち」するために必要な運動量

そこで、「睡眠圧」という考え方を紹介します。1日中外回りが続き、頭も体もヘトヘト。帰宅後にフラフラとお風呂に入り、ベッドに入った途端に「寝落ち」して気づいたら朝になっていた。いわゆる「バタンキュー」の経験はありませんか。

日中を活動的に過ごすと、夜は眠くなり、無理なく眠りに入ることができます。この自然な睡眠へ導くはたらきを「睡眠圧」と言います。睡眠圧が高まらないと、快適な睡眠導入は得られず、**日中の覚醒度を上げて活発に過ごさないことには、睡眠圧は高まりません**。義務感から眠ろうとしても、眠れないのは当然なのです。

難しい話ではありません。「眠くなってから寝る」という自然の流れをしっかりとつくることを基本姿勢に置くのです。

残業時は「19～21時」に体を動かせ

一般的に、睡眠圧は午前中が低いものです。覚醒時間が長くなったり、日中の活動量が増えると睡眠圧は徐々に高まってきます。

通常、夜にかけて睡眠圧は高まってきますが、いったん睡眠圧が下がる時間帯があるのです。それが19～21時頃です。**この時間は「睡眠禁止帯」とも呼ばれており、人間が眠りにくい時間帯**と言われています。翌朝早いからといって、21時前にベッドに入ってもなかなか眠れないのは、合理的な理由があるのです。

この19～21時頃に軽い運動を行なって疲れをためておくと、睡眠圧が高まり、ぐっすり眠れます。「軽い運動」として最適なのは、「ウォーキング」です。たとえば、20時30分までに集中して残業を終え、その後2駅先まで早足で歩いてから電車に乗ると、帰宅後に心地よい眠気を呼び込めるでしょう。

注意すべきは、激しい運動で心拍数を上げすぎないことと、汗だくにならないことです。刺激の強い運動をすると、睡眠圧が高まるまでに時間がかかります。リラックスして、心地良い疲労を呼び込むことを意識してください。

5

睡眠に「絶対解」はない。あなただけの「最適解《ソリューション》」がある

あなただけじゃない。日本のビジネスパーソンはみな眠れない

「何時間眠るべきなのか？」という考え方に囚われてはいけないと書きました。とはいえ、周囲の人が何時間眠っているのかは、気になるトピックでしょう。

総務省統計局によれば、平成23年の日本人の平均睡眠時間は全年齢で7時間42分。男性は7時間49分、女性は7時間36分でした。

また、**年齢別の睡眠時間を見ると、男女ともに「45〜49歳」が最も短い**ようです。会社で言えば、責任のある地位や役職につく年であり、家庭では大黒柱としての役割が増している時期です。

一方、ＯＥＣＤ（経済協力開発機構）が２０１４年に行なった国際比較調査のうち、各国の15〜64歳までの男女の睡眠時間を比べてみると、**日本人は男性が3番目に短**

く、**女性は最も短い**という結果が出ました。

もう少し詳しい研究を紹介します。睡眠や不眠に関する意識と行動の実態を把握する調査で、「日本・アメリカ・フランスの3ヵ国で、30歳以上の成人6973人」を対象にした、大規模なアンケート調査があります。

フランスやアメリカと比較して、日本人の睡眠時間は短く、かつ**睡眠時間も睡眠の質に対する満足度も低い**という結果が出ています。また**「日中に集中力、気力・充実感の低下や、眠気を感じる割合」も日本人が高いのです。**

不眠者の割合は、日米仏ともに30〜59歳のほうが60歳以上よりも高く、男性より女性に高い傾向がみられました。不眠者の意識および行動をみると、米仏と比べ日本では不眠について誰かに相談すると回答した割合は低く出ており、ひとりで思い悩んでいる姿が浮き彫りになっています。

どうやら日本人は睡眠の量も質も低めで、不眠に関して孤独に悩んでいる姿が浮かんできます。日本は「不眠大国」になりつつあるのかもしれません。

「8時間神話」「睡眠のゴールデンタイム説」に囚われるな

他の国々との比較、男女差の比較データを紹介しましたが、「何時間眠るべきか」という問いに対する結論は、やはり「人それぞれ」であるというのが、現在の多くの専門家の意見だと言えそうです。

つまり「睡眠は8時間以上必要」という説は、正しくありません。4時間半睡眠でスッキリの人もいれば、8時間で寝足りない人もいます。

また、健康管理上、「22～2時は睡眠のゴールデンタイム」だと言われます。しかし、多忙なビジネスパーソンにとって、毎日22時にベッドに入るというのは、現実離れした話だと言わざるをえないでしょう。

つまり、**睡眠には「絶対解」がないのです。だからこそ、一般論やメディアの情報に流されることなく、自分自身に最適な睡眠時間を把握して、「最適解」を得る必要がある**のです。

「起床後10秒」で自分だけのベスト睡眠時間がわかる

自分に最適な睡眠時間を発見する第一歩は、無自覚な自分の睡眠を可視化すること。ビジネスにおける問題解決と同じように、自分の睡眠の問題点を「見える化」するのです。まずは2週間、「就寝時間」と「起床時間」の記録をつけてみてください。前出の「睡眠効率」はつけなくて構いません。

枕元にメモを置いて、寝入りそうな瞬間、起きた瞬間に、覚えている範囲でパパッとメモするだけでOKです。1日10秒、ベッドの中でできます。

48、49ページの表は、私の過去の睡眠記録です。48ページは土日を含めた2週間の記録、49ページは土日を除いた平日の記録です。

平日の就寝時刻は21時30分～23時30分、起床時刻は5～7時。土日休日はやや早めに就寝。平日の平均就寝時刻は22時27分で、だいたい22時30分にはベッドに入っています。次の日の平均起床時刻は5時43分。朝6時前には目が覚めます。

睡眠時間の平均は7時間16分。この2週間はいつも通りのパフォーマンスで大きなミスもなかった期間です。体調も良く、日中の眠気もほとんどありませんでした。

つまり、翌日のパフォーマンスから考えた私のベストの睡眠時間は、約7時間ちょっとだと言えます。日本人全体の睡眠時間よりも、若干少ない程度です。

重要なのは、これは、私自身にしか導き出せなかった結果だということです。「8時間神話」や、短時間睡眠をすすめる書籍、周囲の一般論などに振り回されていると、自分にもっとも適した睡眠時間には永遠にたどり着けません。

自分に合わない睡眠時間を無理に続けようとすると、かえって体調を崩す原因になりかねません。**絶対的な睡眠時間を信じて探すことには、意味がないのです。**

「健康で長生きするための睡眠」も覚えておく

なお、本書はあくまで、ビジネスパーソンのための「仕事のパフォーマンス」に特化した睡眠法を紹介していきます。「睡眠の質」の評価基準は「翌日の日中に眠くならないこと」です。この睡眠メモをつけてみると、4時間半睡眠でも、日中のパフォーマンスが下がらないことを発見する人もいるでしょう。ただし、「健康を維持する」という観点において、**糖尿病や高血圧、うつ病などにかかる確率は、7〜8時間前後の睡眠をとっている人が最も少ない**というデータがあります。病気のことに気を配る姿勢も、忘れないでいただきたいと思います。

著者の2週間の睡眠記録

		前日の 就寝時間	起床時間	睡眠時間
1日目	月	22:30	5:30	7:00
2日目	火	23:00	6:00	7:00
3日目	水	22:00	5:30	7:30
4日目	木	22:30	5:45	7:15
5日目	金	23:30	6:00	6:30
6日目	土	23:00	7:00	8:00
7日目	日	22:00	6:00	8:00
8日目	月	21:30	5:00	7:30
9日目	火	22:00	5:00	7:00
10日目	水	22:30	5:30	7:00
11日目	木	22:00	6:00	8:00
12日目	金	23:00	7:00	8:00
13日目	土	22:00	6:30	8:30
14日目	日	21:30	6:30	9:00
	平均	22:21	5:56	7:35
	中間値	22:15	6:00	7:30
	標準偏差	0:36:08	0:38:13	0:41:26

著者の2週間の睡眠記録（平日のみ）

		前日の 就寝時間	起床時間	睡眠時間
1日目	月	22:30	5:30	7:00
2日目	火	23:00	6:00	7:00
3日目	水	22:00	5:30	7:30
4日目	木	22:30	5:45	7:15
5日目	金	23:30	6:00	6:30
8日目	月	21:30	5:00	7:30
9日目	火	22:00	5:00	7:00
10日目	水	22:30	5:30	7:00
11日目	木	22:00	6:00	8:00
12日目	金	23:00	7:00	8:00
	平均	22:27	5:43	7:16
	中間値	22:30	5:37	7:07
	標準偏差	0:35:55	0:34:58	0:28:41

この2つの表から、平日は平均7時間強。土日で「借金返済」（60ページ参照）すべく、平日より1～2時間多く寝ることで平均7時間30分強の睡眠を確保していることがわかる。

6

「ターゲット・スリープ」で疲れを撃退する

「うとうと」「すやすや」「ぐっすり」それぞれに意味がある

自分の睡眠の深さを測る簡単な方法があります。まず、自分の睡眠を「うとうと」「すやすや」「ぐっすり」の3段階に分けて、感覚的に表現してみてください。

「ぐっすり」が短くて「うとうと」が多い。「うとうと」がなく、いつもいきなり「すやすや」に入る。最近、しばらく「ぐっすり」を味わっていない……。いろいろな表現ができるのではないでしょうか。

この3つの感覚的な表現と、人間の頭や体で起きていることとの関係を科学的に説明するのが、「レム睡眠」と「ノンレム睡眠」です。

レム睡眠とノンレム睡眠時に、それぞれ体や頭で起きていることを簡単にまとめると左のようになります。

レム睡眠の特徴

- 「うとうと」前の浅い眠り
- 脳が活発に動いている
- トイレに起きやすくなる
- 物音で目が覚めやすい
- 夢を見やすい
- 記憶を固定している
- 金縛りを起こしやすい

ノンレム睡眠の特徴

- 「うとうと」〜「ぐっすり」の深い眠り
- 脳も体も休んでいる
- ストレス解消に効果がある
- ホルモンを分泌している
- 居眠りのほとんどはノンレム睡眠の「うとうと」状態

レム睡眠のREMとは、Rapid Eye Movement（急速眼球運動）の略称です。その名の通り、レム睡眠時は、筋肉がダラっとしていますが、目玉はキョロキョロ動いています。健康な人をレム睡眠時に起こすと、約80％の割合で「夢を見ていた」と話すことから、レム睡眠は夢を見る段階とも言われます（ノンレム睡眠時もわずかながら夢を見ます）。

アプリやウェアラブルはあなたの「睡眠コーチ」になる

誰にでも、寝ている最中に無理やり起こされて嫌な思いをした経験があるでしょう。ノンレム睡眠の最中に起こされると、スッキリ感とはほど遠いダルさが残ります。

一方、レム睡眠中に目覚まし時計の大きな音で起こされても意外に比較的スッキリ起きられます。レム睡眠は、もともと眠りが浅く、覚醒の準備をしている状態だからだと言われています。

夜間の睡眠では、通常、左図のように、**深いノンレム睡眠を経過した後にレム睡眠が出現します。朝方になるにしたがってレム睡眠の持続が長くなり、目覚めの準備に入る**のです。

最近では、スマートフォンのアプリやウェアラブル端末などで、簡単に睡眠深度を

人間はレム睡眠とノンレム睡眠を繰り返している

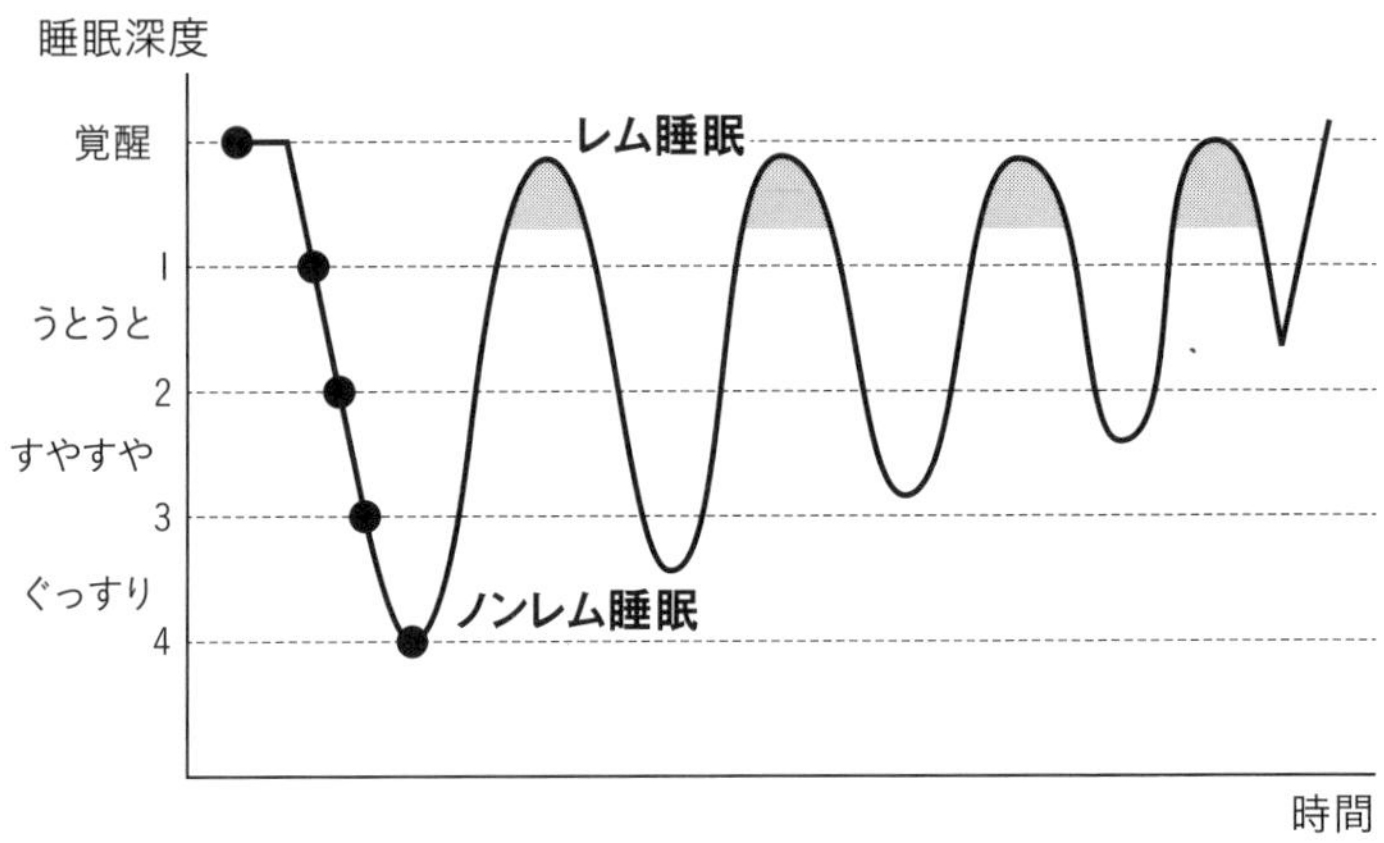

計測できます。おおよそのサイクルを把握するために、活用してみてください。

「脳と心の疲れ」をとる時間帯、「体の疲れ」をとる時間帯

レム睡眠時は、脳は活動して記憶の整理等を行なっています。うつ病を予防する役割があるとも言われるほど、脳にとって貴重な睡眠段階です。レム睡眠時は「脳の定期的なメンテナンス時間」と考えてもよいでしょう。

一方、ノンレム睡眠時は、脳の温度が低下して機能もダウンしています。そして、全身のあらゆる部位で「修復」が行なわれています。痛んだ筋肉の修復、肌荒れからの復活、血流停滞の解消などで

す。そして、体の免疫力を高めて、病気を治す時間帯でもあります。ノンレム睡眠は「肉体的疲労回復のためのメンテナンス時間」と言えるでしょう。

つまり、レム睡眠・ノンレム睡眠の両方が、体・脳・心すべての疲労回復にとって必要なのです。

「90分サイクル神話」にダマされるな

ノンレム睡眠とレム睡眠の1サイクルは、おおよそ90分と言われ、これが「睡眠時間を90分単位で考えると良い」とされる根拠の1つになっています。

睡眠時間を90分の倍数でコントロールできれば、スッキリ目覚められると考える人は多いのではないでしょうか。

しかし、実はこのサイクルには個人差があります。**1サイクルが80分の人もいれば、110分の人もいます。**90分は、あくまでおおよその目安にすぎません。

身近に「4時間半睡眠でスッキリ快適に過ごせる」という人がいても、あなたの1サイクルが90分でなければ、4時間半睡眠でスッキリ過ごせるとは限らないのです。

7

ビジネスパーソンの不眠症は「知識」で9割改善できる

「不眠症」と「不眠」は違う

先日、働き盛りの40代のビジネスパーソンが、外来で私にこう言いました。

「先生、毎日なかなか眠れません。私、不眠症なんです。何とかしてください」

睡眠の悩みで病院を訪れる方のほとんどが、自ら「不眠症」だと診断していると言います。医師の診断を受ける前に(!)、です。

不眠症とは、本人に「眠りたい」という意思があるにもかかわらず、睡眠時間が短くなったり、眠りが浅くなり体や精神に不調をきたす、睡眠障害の1つです。

医学的な定義としては、「睡眠の開始、睡眠の持続、あるいは眠りの質に繰り返し障害や不都合が認められ、眠る時間や機会が適当であるにもかかわらずこうした障害が繰り返し発生し、その結果、日中に何らかの弊害がもたらされる状態」です。

簡単に言えば**「よく眠れずに次の日の生活に支障をきたす状態」**です。具体的な症状としては、次の4つに分けられます。

- 入眠障害：寝つきが悪く、なかなか眠れない
- 中途覚醒：眠りが浅く途中で何度も起きてしまう
- 早朝覚醒：早朝に目が覚めて、それ以降眠れない
- 熟眠障害：長時間寝ているのに、ぐっすり寝た感じがない

もちろん、本格的な不眠症の治療については、ぜひ専門医にかかっていただきたいのですが、私は「なんちゃって不眠症」や「自称不眠症」、つまり**思い込みの不眠症が非常に多い**ことについて注意を促したいのです。

「睡眠不足＝不眠症」ではありません。スマホを触りすぎて目が冴えて眠れない、単純にコーヒーを飲みすぎて眠れない、肩こりがひどくて眠れない、不適切な時間帯に眠ろうとして眠れないといったケースは、病気としての「不眠症」ではなく、さまざまな原因から起きる、結果としての「不眠」です。**不眠とは「眠ろうとしているのに眠れないと感じること」**です。

ビジネスパーソンが眠れなくなる4つの理由

不眠を感じたら、まずは次のどれに当てはまるかを冷静に考えてみてください。

①悩み・不安など精神的な理由により眠れない
②痛み・痒みなど身体的な理由により眠れない
③必要以上の睡眠をとろうとするため眠れない
④不適切な時間帯に眠ろうとするため眠れない

③と④は、本書で紹介する方法で眠り方をテクニカルに調整するだけで改善されるケースが多いでしょう。②の場合は、身体的な病気によるもの、飲んでいる薬の副作用、寝具が合っていない、ダニが布団に繁殖しているなど、さまざまな理由があります。

これらは、セルフチェックすることが難しく、原因に応じた正確な対処が必要ですので、医師や専門家への相談をおすすめします。

寝る前に考えてはいけない「悩み」とは？

さて、４つの中でも、①の悩みや不安で眠れないという人は多いのではないでしょうか。そういう時にまず考えるべきは、「悩みや不安の原因が、自分でコントロールできる種類のものかどうか」を整理することです。

「上司の考え方が合わない」とか、「取引先がどんな反応をするかが不安」とか、「明日の株価が気になる」とか、自分ひとりではどうしようもないことで悩み始めるとキリがなく、常に不眠を引き起こす要素を抱えていることになってしまいます。

悩みや不安は、自分の行動で対処できることだけに絞り、あとは考えない。そういう割り切りが、良質な睡眠を手に入れるためのスタートになります。

睡眠薬やサプリメントに手を出す「タイミング」

なお、現在は医師の処方箋がなくても、薬局で購入できる市販の睡眠薬があります。有効成分はヒスタミンＨ１受容体拮抗薬であり、「ジフェンヒドラミン塩酸塩」と言われる抗アレルギー薬や、感冒薬などに使用されるものが含まれています。

睡眠薬は、一過性の不眠には有効ですが、慢性の不眠症などで連日服用すると効果が薄れると言われています。うつ病に伴う不眠なのに、自分で判断して薬局で睡眠薬を使用し続けたことで、うつ症状が悪化する例もあります。くれぐれも、自己判断での薬の乱用は避けてください。

また、最近では、メラトニンなど睡眠導入効果があるとされるサプリメントが、薬局やネットで手軽に購入できるようになりました。その効果や副作用については、現在のところ、有力な科学的根拠は十分に出そろっていないようです。

確実に言えることは、サプリメントが睡眠障害を完治させる万能薬ではないということです。眠れない原因を特定しないままサプリメントに飛びつくと、根本的な問題を解決しないまま、「サプリ漬け」になる恐れがあります。

「睡眠習慣の改善にいろいろと取り組んだけど効果がなかった」という段階で初めて試してみるくらいが、ちょうどよいでしょう。

なお、睡眠薬の効果と危険性については、169ページで詳しく解説します。

8

睡眠は「貯金」できないが「借金返済」はできる

週末に「寝貯め」する人が残念な理由

毎日終電近くまで猛烈に働いて睡眠不足が続くと、どうしても週末に「寝貯め」して翌週に備えようとしがちです。無理もありません。

しかし、結論から言えば、寝貯めはできません。

これは、少し極端な例を考えると体感として理解できます。平均睡眠時間7時間の人が14時間、つまり2日分眠ったとしても、その翌日に徹夜をすればやはり眠気に襲われるのです。もし前日に寝貯めできるのならば、翌日の眠気はないはずなのに。

また、同じ人が4時間たっぷり昼寝して、その夜の睡眠が3時間だったとしたら、翌日いつも通りに快活に動けるかというと、そうはいかないはずです。前日の合計睡眠時間は7時間だったのにもかかわらず。

「無借金経営」が最強の快眠戦略

たしかに、週末に長く寝ると体調が回復することがあります。しかし、それは「寝貯め」でなく、睡眠不足を補っているだけです。平日に理想的な睡眠時間より不足した時間を「借金」と考えれば、週末に借金返済しているわけです。

実際に、医学的にも「睡眠負債」という概念があります。一気に睡眠負債を返済しようと休日に夕方まで寝てしまうと、生活リズムの乱れにつながり、かえって翌週の睡眠に悪影響を及ぼすことになります。

睡眠は、借金返済はできても、貯金はできない。マイナスをゼロにすることはできても、プラスにすることはできないのです。だからこそ、良好な睡眠習慣で常に「無借金状態」をキープすることが大切です。

会議中に3回「寝落ち」したら限界サイン

授業中や会社の会議中などに、無意識のうちにカクッと「寝落ち」した経験はありませんか。このような、本人が自覚していないうちに短時間の睡眠状態に陥る眠りを

「マイクロスリープ」と言います。本人は起きているつもりでも、数秒から10秒間ほど、睡眠状態に陥ってしまうのです。

人は起きている時間が長くなると、脳に「睡眠物質」が溜まります。本来は、この睡眠物質が多くなると、脳を休ませようとして眠気がやってくるのです。

しかし、緊張している時や危険が迫っている時は、「起きなくては」という意識が強いため、眠気を抑えることができます。あの、授業中や会議中に誰もが経験したことのある、眠気と気合いの静かなる戦いです。

ところが、**睡眠不足が臨界点までたまってくると、脳を強制的に休ませなければならない状態になります。そこで脳を少しでも休ませるために、カクッと「落ちて」しまう**わけです。

このようなマイクロスリープが頻発する人は、睡眠負債がかなりの量まで溜まっている危険性があります。しっかりとした睡眠時間を確保できるよう、仕事の調整を試みなさいというサインだと思ってください。

カクっとするマイクロスリープが1、2回程度ならともかく、たとえば1時間の会議で何度も頻発したり、マイクロスリープではなくマクロスリープ（長い居眠り）になってしまう人は、明らかに睡眠が不足しています。もう、気合いではカバーできないほどに脳が睡眠を欲しているのです。

周囲からは、**だらしなく見えたり、ちょっと微笑ましく見えたりしますが、実際は自分の体が危険信号を発している**わけです。ましてや、運転中や工場で機械を稼働している時など、危険が伴う場面にマイクロスリープが起こると、大惨事につながってしまいます。

なお、十分に睡眠時間を確保しているのにもかかわらずマイクロスリープが頻発して生活に支障をきたす場合は、「ナルコレプシー」（過眠症）という病気の可能性があります。その場合は、必ず専門医に相談してください。

9 部下の「眠り方」をマネジメントせよ

「一流のビジネスパーソン」を判別する医師の3つの質問

チームの成果を最大化することが至上命題であるマネージャーにとって、部下のパフォーマンスを上げるための気配りは欠かすことができません。

密なコミュニケーションで部下を気遣う上司、率先垂範で行動する上司、ブルドーザーのように自ら顧客へアタックする上司、部下の家族のことまで思いやる上司。そんな理想の上司像の1つに「部下の睡眠に口を出す上司」を入れてください。

私は外来で訪れる患者さんに、必ず次の3つの質問を投げかけます。

「おいしくごはんを食べていますか?」「よい便が出てますか?」「ぐっすりと眠れていますか?」

つまり、快食・快便・快眠の「3つの快」を確かめているのです。この3つが良好であれば、患者さんの体調はそれほど心配しなくてよいレベルだという経験則があります。裏返せば、「食欲がない」「便がすっきり出ない」「夜にぐっすりと眠れない」の中でどれかの症状があると、体の不調やメンタル面の悩みなど何かしらの不調が隠れている場合が多いのです。

若い部下にはスキルの前に「眠り方」を指導せよ

「もっと足で稼いで来い！」と激励しても、良く眠れていない部下に対しては効果を発揮しません。精神的な疲労を抱えている部下であれば、うつ症状を引き起こす原因にもなりかねません。

とはいえ、あまり部下のプライベートに踏み込み過ぎると、パワハラだと言われる時代です。そこで、たとえば成績が振るわない部下がいたら、まずは、「良く眠れているか？」と聞いてあげてください。

もし、部下から「いいえ、実は睡眠不足で……」という答えが返ってきた場合、「どれくらい眠れてないのか」「どうして眠れないのか」の2点を確認しましょう。

睡眠時間を削って翌日のパフォーマンスに悪影響を及ぼすほどの残業をしていたら、上司には業務量をコントロールする責任があります。その際には、部下と一緒に業務の「見える化」をしてください。その部下がどこで躓き、何に悩んでいるのかを知り、業務負担が明らかになることで、睡眠時間を確保するための業務整理の方法が検討できるでしょう。もし、うつ病やメンタル不調による不眠の傾向があるのでしたら、早めに自社の産業医やかかりつけ医の受診をすすめてください。

とくに若い人はついつい無理をし過ぎたり、周囲に楽しいことが多いため、睡眠時間を安易に削る傾向があります。このように、**意識していないと、最初に削られるのが睡眠時間ということになる**のです。部下が自ら気づきにくいところに先回りしてケアしたり、意識づけするのも上司の大切な仕事です。

「体力のある若い時は睡眠時間を削ってでも仕事に打ち込むべき」という考え方自体は否定しません。上司自身にも、睡眠時間を削った努力が結果に結びついた経験があるかも知れません。しかし、これからは生産性の時代です。「仕事の量」に偏っていた考え方を少しずつ「仕事の質」にシフトしていく際に、「快眠」という視点を持っていただくことを、すべてのマネージャーにお願いしたいと思います。

第 2 章

目覚めた瞬間に快眠戦略は始まっている

10

夜型人間がスッキリ目覚める5つのワザ

「早起きしようと思ってもなかなか起きられない」
「目覚めてもしばらく起き上がれない」
「あと5分、布団にいさせてくれ……」

誰でも一度は味わったことのある感覚でしょう。

快適な目覚めで「今日もがんばるぞ！」と思えるか、だるい体を起こして気力を振り絞って布団から這い出すか。寝起きの状態は、1日のモチベーションに大きな影響を与えます。スッキリと快適に目覚めた朝は、1日を通して気持ちよく過ごせます。

快適な朝を迎えるためには、いくつかのコツがあります。

ビジネスパーソンは「自然と」夜型になる

朝、太陽の光とともに目覚めるという習慣は、人間が太古の昔から繰り返していることです。このあたりまえの事実が、人間の健康にとても重要な役割を果たします。人間の体内時計は、朝、太陽の光とともにリセットされ、1日のリズムを調整するからです。

1日が24時間であるのに対して、人間の体内時計のサイクルは約25時間だと言われています。放っておけば毎日1時間ずつサイクルがズレていくわけですが、朝日を浴びることで、この1時間のズレをリセットしているのです。

午前中の日光は、体内時計を早める効果がある一方、夕方から深夜にかけての光は体内時計を遅らせる効果があります。つまり、光を浴びるタイミングが不安定になると、朝の目覚めや、夜の眠気が出てくる時間帯が不安定になるのです。

1日24時間に対して体内時計が25時間ということは、人間の体は夜更かししやすいようにできていると言えます。つまり、**放っておけば、誰でも徐々に夜型になっていくのです。**さらに、深夜のコンビニ通いなど、夜に強い光を浴びる生活を続けていると、夜型化に拍車がかかり、遅寝遅起きというビジネスパーソンにとって良くないスパイラルに入りやすくなります。

ですから、朝イチからバリバリと仕事をこなしたい人は、夜間の強い光を避けて、意識的に朝日を浴びて、体内時計のリセットを促す工夫を施す必要があります。

歯磨き・電車内・通勤経路は「日光の当たる位置」をキープせよ

朝スッキリ目覚められない人は、寝室のカーテンを5〜10ｃｍほど開けて寝てみましょう。起床30分くらい前から、徐々に光を感じられるようにカーテンの開き具合を調整しておけば、光の目覚まし効果でスッキリ感が得られます。

逆に、光に敏感で目が覚めやすい人や、朝日が早朝に昇ってしまう夏の時期は、遮光カーテンの活用やベッドの場所変えをするなどして、できるだけ光に影響されない睡眠を確保できるように工夫してみてください。

また、起床後にできるだけ早く目を覚ますためには、意識的かつ積極的に日光を浴びるようにしましょう。歯磨きや化粧、朝食、携帯メールや新聞を読むなど、朝のルーティンを窓際で行なうなど、日光のそばで1日をスタートすることをおすすめします。そして、家を出てからの**通勤経路は、できるだけ朝日を浴びながら歩き、電車**

の中では、車窓から外の景色を眺められる場所に立つのです。

このように、意図的に朝の太陽光を積極的に取り入れることで、確実に体は目覚めてきます。

目覚まし時計の効果を10倍にする「置き場所」

目覚ましやアラームがなくても、自然と決めた時刻に起きられるという人は少ないでしょう。大事なプレゼンを翌日に控えていたり、早朝のフライトを利用する出張前日などは、「二度寝したら取り返しがつかない！」と思うあまり、緊張で眠れない日もあるのではないでしょうか。

ところで、あなたはどんな目覚ましを使っていますか。時計型のシンプルなもの、スマートフォンのアプリ、それともびっくりするほど大きな音が出るものでしょうか。

絶対に失敗できない二度寝を防ぐための目覚ましのポイントは、「What」よりも「Where」にあります。**つまり、どんな種類の目覚ましを使うかではなく「目覚ましをどこに置くか」がより重要なのです。**

目覚ましの種類には気を配っても、置く場所には無頓着な人が多いようです。せっかく目覚ましをセットしても、布団から手を伸ばしたら届く場所に置くから、つい目覚ましを切って二度寝の誘惑に負けてしまうのです。

私自身は、目覚まし時計を鏡のそばに置いています。なぜかというと、目覚ましを止めに行く際に、鏡に映る自分の姿を確認するためです。原則的に、人間は自分自身に強い関心を持っています。朝一番に自分の姿を目にすると、肌のツヤや髪型、目の腫れなどに注目します。**一度何かに関心を持つと、脳の動きが活発になり、眠気はだんだんと消え始めます。**

家族や同居人がいて、どうしてもその人を起こしたくないという場合は、携帯電話のバイブレータ機能で目覚ましをセットして、枕元に手鏡を置き、起きがけに自分の顔を見るようにするなど、アレンジしてみてください。

一流はなぜ「起きてすぐフル回転」で仕事ができるのか？

人間の睡眠は、レム睡眠とノンレム睡眠を繰り返すと前述しました。

朝起きて、頭がボーッとして目覚めが悪い時は、深い眠り、つまりノンレム睡眠時に起こされているからです。レム睡眠時に起きることができれば、脳は覚醒状態に近いため、比較的早く「行動開始！」となります。

つまり、**自分のレム睡眠の時刻に「当たり」をつけて、その時刻に目覚ましをセットする**のです。今は、レム睡眠時を解析してくれる睡眠関連のスマートフォンアプリや睡眠解析ツールが容易に手に入りますので、ぜひ活用してみてください。

早朝にポジティブなＴｏＤｏを用意する

朝起きられない原因の大部分は、睡眠の質の悪さや睡眠不足ですが、「楽しみがない」「目的が弱い」という「起きるモチベーション」の側面も無視できません。理由もなく早起きしようと思っても、なかなか起きられないでしょう。

そこで忙しい1日が始まる前に、ほんの少し「自分だけのための邪魔されない時間」をつくるだけで、1日の充実度・満足度はグッと上がります。

何の情報にも触れていない朝は、真っ白な自分と向き合える貴重な時間です。翌朝のＴｏＤｏリストを夜のうちにつくっておくと、目覚める動機になります。ポイントは**仕事に直結するものよりも、自分が「楽しい」と思えることをする**ことです。

たとえば、資格試験の勉強や、語学学習の時間に充てるのは、目覚めるためのポジティブなプレッシャーになるでしょう。学生時代はスポーツを楽しんでいたのに最近は運動不足になっているという人は、30分のジョギングを取り入れるのもいいでしょう。朝顔などの植物を育てていれば、毎朝少しずつ生長する様を見るのも、楽しみの1つになると思います。

ちなみに私は、起きがけに飲む1杯のコーヒーが楽しみです。寝る前から翌朝のコーヒーを楽しみにしながら眠りにつきます。朝になると、タイマーでセットしたコーヒーメーカーから香《かぐわ》しいコーヒーの匂いが漂ってきて、それを布団の中でまどろみながら嗅ぐのが、毎朝の楽しみなのです。

布団から出れば二度寝してもいい

余談になりますが、どうしても二度寝の誘惑に勝てない人のために、ちょっとした工夫をお伝えしておきましょう。

二度寝は、「浅いノンレム睡眠の状態」と言われています。眠りつつも布団の温かみを何となく味わえて、でも完全に脳が覚醒していないために、朝日の日差しや周囲の物音が意識の底で柔らかい刺激となって心地よく感じられる状態なのです。このまどろみに身を任せていると、なんとも言えない幸福感に包まれます。

とはいえ、遅刻を引き起こしたりスケジュールを狂わせるような二度寝は、ビジネスパーソンにとって厳禁です。絶対に許されないのは、「やばい！　気づいたらつい二度寝してしまった！」という偶発的二度寝です。

そこで、まどろみの**気持ち良さを味わいつつ、後行程に悪影響を与えないようにするためには、寝室の布団から出て二度寝する**ようにしてください。床の上や、カーテンを開けた窓際など、「一度寝」の時とは異なる環境で眠るのがキモです。そして、時間は10分以内を厳守。目覚ましのスヌーズ（再アラーム）機能を利用しましょう。

二度寝は万全の体制を整えて、戦略的にしましょう。

11

「朝食→快便」で1日のリズムをインストールする

「朝トイレの5分」が体を芯から目覚めさせる

結論から言えば、私は断然「朝食推奨派」です。朝食を抜くことで頭が冴える、という人もいますが、医学的見地から、朝食は必ず食べたほうが良いと思います。

理由は、血糖値を上げることで頭の冴えや脳の動きに良い働きがあることと、何よりも、「快便」をもたらすことで体全体のリズムに良い影響を与えるからです。

朝食後、もしくは朝食中にお腹やお尻がムズムズしてきて、自然とトイレに駆け込んだ経験はありませんか？　これは「胃・結腸反射」という生理反応です。食べ物が胃の中に入って胃が膨らむと、それがシグナルとなって大腸が反射的に収縮し、便を直腸に送り出そうとします。朝食が、便意を起こすきっかけにもなるのです。

この胃・結腸反射は、とくに朝食後に強く起こると言われます。胃が一晩中空っぽで、眠っている間は身体機能も休み、腸の運動もゆるやかになっているところに、食べ物がお腹に入ってくる強い刺激によって、腸も目覚めるのです。

つまり、**朝食後は便意のゴールデンタイム**です。便秘に悩む人や、出先でトイレに行きたくなることが多い人には、無視できない効果です。

「朝はカフェでコーヒーのみ」は残念な選択

朝の便について、もう少しだけお話ししましょう。

便は、寝ている時に腸の中でつくられます。睡眠中も、胃や腸は周期的に動いていて、消化吸収されなかった食べかす、腸内に棲んでいる細菌などが、腸の奥へ奥へと運ばれて便となっていきます。最終的に便は固形になり、S状結腸という腸の一部からお尻に近い直腸へ送られると、便意をもよおし、排便にいたるのです。

睡眠時間が少なかったり生活が不規則になると、腸での便の生成や蓄積も乱れがちになります。さらに、夜遅く食事を摂ってそのまま寝てしまうと、朝起きた時の胃もたれやお腹の張りのせいで食欲もわかず、貴重な胃・結腸反射の機会を逸してしまいかねないのです。

このように、朝食を食べずにいると、1日のうち最大の便意のゴールデンタイムを自ら逃すことになります。昼の胃・結腸反射もありますが、朝ほど強くありませんから、便意を我慢できてしまいます。仕事に追われてトイレに入る時間を惜しんでいると、いつの間にか便意がなくなってしまうことがあるでしょう。

このようなサイクルが慢性化すると、直腸に便が送られても便意を感じない鈍感な体になってしまいます。これが、便秘の始まりです。

「朝食前8時間」は胃をカラにしておく

この「胃・結腸反射」は、食事のたびに起こりますが、**胃がからっぽの時間が長ければ長いほど、また、食事の量が多ければ多いほど活発になります。**絶対的な条件ではありませんが、朝食のひとつの目安としては、前回の食事から8時間空けておくことが理想です。

さらに、朝に目覚め、起きて立ち上がって動き始めること自体が、大腸の運動を呼び起こします。これを「姿勢・結腸反射（起立反射）」と言います。朝食と起立動作の

２つで便意を加速させるのです。

良質な睡眠→朝食→胃・結腸反射&姿勢・結腸反射→すっきり排便→良質な睡眠……というサイクルを築いていきましょう。

ただし、これは健康な食習慣が保たれていることが前提条件です。たとえば、前日の深夜に大盛りラーメンを食べた翌朝に大量の朝食を食べると、胃がもたれてしまうでしょう。「前日の夜から1日が始まっている」というのは、そういう意味も含まれています。

12

起床後10分で完璧に脳が覚醒するオリジナルプログラム

体温を上げると脳が目覚める

私は、朝にスッキリと目覚められないことに悩んでいた時期があります。医学を学ぶ中でその原因がある程度理解でき、できるだけ早く覚醒するための方法があることを知りました。その中で、いくつかの方法を紹介しましょう。

人の体には、体の奥の「深部体温」と表面の「皮膚体温」という2種類の体温があり、2つの温度には差があります。深部体温は目覚める前から徐々に上がり始め、日中は高い状態を保ち、体を活発に維持します。そして夕方から徐々に下がり始め、夜中には最も低くなるというリズムを刻んでいます。**人は、この深部体温が下がると眠りやすくなり、高くなると覚醒しやすくなります。**

赤ちゃんは、まぶたが重くなってきて目がとろんとしてくると、手足がジワーっと温かくなります。眠りの準備段階になると、手足の皮膚近くにある血管が開き、体の深部に比べて手足の温度が相対的に上昇するのです。手足から外界に熱を放散して体の深部の温度を下げ、それにつれて脳の温度も下がり、自然と眠りに入っていくのです。

人間はほかの動物と比べて、脳が発達し日中はフルに使って生活しています。そこで**疲れた脳がオーバーヒートしないように、脳の温度を下げて休ませ、脳の疲労を回復させるために睡眠をとっている**とも言えるのです。

「首と股間」がカギになる

睡眠時に体温が低下している状態から、目覚めに向けて体温が上昇し体が準備を始めます。そこで**起床後に熱めのシャワーを浴びると、深部体温が上がるスピードを速め、すっきりとした目覚めが促されます。**効率的に深部体温を上げるためには、太い血管が走っている首やまたの付け根（そけい部）を重点的に温めるとよいでしょう。

さらに、シャワーの水流による皮膚への物理的な刺激が、活動スイッチである交感神経に働き、さらに目覚めが加速されます。また、シャワーで睡眠中にかいた汗を洗い流すことで、心身ともにスッキリする効果もあります。

「エスカレーターを使わない」という決断が夜の快眠につながる

シャワーと同じくらいおすすめしたいのが朝のエクササイズです。体を動かすこともまた、体温を上昇させるからです。とくに、朝に屋外で運動すると日光をたっぷりと浴びることになり、体内時計のリセットにも役立ちます。体内時計が整うと自然と夜の眠気がやってきますから、**朝から夜の睡眠に備えることができるのです**。

私たちの体のリズムは交感神経と副交感神経という2つの自律神経によって支配されています。活発に活動している時は交感神経が優位であり、リラックスしている時には副交感神経が優位に働いています。交感神経が優位に働くと、血流が促進され、体内のエネルギーを消費する基礎代謝も上がります。**朝の運動は、交感神経への刺激によって基礎代謝を高める**効果もあります。

もちろん、いきなり朝から心臓がバクバクするような激しいスポーツをする必要はありません。朝は体もカタいですから、ムリなくできる範囲で始めることが肝心です。布団の上でストレッチするもよし、カーテンを開けて日光を浴びて背伸びから始めるもよし、10分程度のウォーキングもいいでしょう。

運動に割く時間すらない人でも、いつも通勤時に使っている駅のエスカレーターや

10分で覚醒する朝の習慣例

- 起床
- カーテンを開けて背伸びと首のストレッチ（1分）
- ゴミ捨てのついでに日光の下で肩・肘・ひざの関節を動かす（2分）
- シャワーを浴びる（3分）
- バナナとヨーグルトを食べる（2分）
- 排便（2分）

オフィスのエレベーターをやめて「階段を歩く」と決めるだけで、相当な運動量が確保でき、交感神経も活発になるでしょう。

時間がない人のための「10分で覚醒」プログラム

体を適度に動かすと、運動後は空腹感を覚え、朝食をおいしく食べることができます。空腹で激しい運動をすると体に負担がかかるため、水分とバナナなど糖分を含んだ手軽なものを食べてから体を動かすのも良いでしょう。しっかりした朝食を摂ると、前述の「胃・結腸反射」がやってきて、完全な覚醒状態に近づきます。

たとえば上のように、自分だけの「朝の黄金プログラム」を見つけてください。

13

朝の勝負プレゼンは「2日前の寝不足」で制する

「気合いの焼肉」も「半身浴」も逆効果

ビジネスパーソンには、人生を左右するような「勝負時」が必ず訪れます。絶対に結果を残したいと思うあまり、前日の夜に「いつもと違うこと」をやろうとする人が少なくありません。

「いつもより2時間多く睡眠をとって冴えた脳でプレゼンに臨もう」
「パワーをつけるために前日は焼肉を食べよう」
「ぐっすり眠るために、いつもはしない長めの半身浴をしよう」

気持ちは良くわかります。しかし、**前日の夜にいつもと違うことをすると、熟睡で**

きずに翌日への悪影響が大きくなるリスクが高いのです。いつもと異なるスタイルを無理に取り入れると、生活リズムが乱れます。生活リズムが乱れれば、睡眠は不十分になるという悪循環です。

私も、コンサルタントになった駆け出しの頃、大きなイベントを前に眠れないという経験を何度もしました。悶々としすぎた結果、痛い目に遭ったこともあります。

ある大切なプレゼンの前日、私は直前までパワーポイントのスライド構成に悩んでいました。構成変更を夜通し繰り返し、結局納得のいかない資料のままプレゼンに臨んだ結果、寝不足で頭が回りませんでした。プレゼンもしどろもどろになり、発表後の質問にもうまく答えられず、非常に恥ずかしい思いをしました。

その失敗を経験してから、大きなイベントの前夜には、普段と異なるスペシャルなことはしないことを決めました。つとめていつも通りに過ごすのです。それ以来、プレゼンの成果のブレがほとんどなくなりました。

「いつもの就寝時刻2〜3時間前」は一番眠りにくい時間帯

いつもと違うことの代表例が、「いつもより早く寝る」です。早めに布団に入ったものの、「早く寝なければ」と意識すればするほど目が冴えて、結局いつもより眠れなかった、という経験はありませんか？

普段の就寝時刻より2～3時間ほど早い時間帯は、もっとも眠りにくい時間帯です。いつも0時に寝ている人ならば、21～22時にあたります。**この時間帯に眠ろうとすることは、一番非効率なことをやっている**ことになります。眠れない時間が続くと、余計なストレスも生まれます。

月曜の睡眠を犠牲にすれば、水曜の朝が絶好調になる

そこで、ちょっと発想を転換してみましょう。前日の睡眠で翌日に備えるのではなく、「2日前」の睡眠時間をコントロールするのです。

たとえば水曜日の朝にプレゼンがあるとしましょう。多くの人は「火曜の夜さえぐっすり眠れれば」と考えます。そうではなく、少し時間軸を伸ばして「月曜日の夜」から水曜朝に備えます。つまり、月曜日の夜の睡眠を少し削り、**火曜日を意図的に睡眠不足で過ごす**のです。

火曜日は、翌日を控えて嫌でも緊張感を伴うことになるでしょう。しかし、睡眠不

足状態で過ごせば、いくら脳が興奮していても、いずれ自然な眠気に襲われます。火曜日の睡眠圧を高めて夜に熟睡するために、月曜日の睡眠を犠牲にするのです。

この時に注意すべきは、前日の火曜日の就寝直前にパソコンで資料を見直したりしないことです。パソコンの光は神経を高ぶらせ、良質な睡眠を妨げます。それまでにみっちりと下準備し、前日は睡眠不足気味で過ごす。一度試してみてください。

ただし、この方法は「肉を切らせて骨を断つ」発想です。生活リズムの面から考えれば、頻繁に実践するべきものではありません。本当の勝負時のための、とっておきの方法だと考えてください。

勝負の日前夜の睡眠不足を避けなければいけない、もう1つの理由があります。睡眠中は脳の中で記憶の整理が行なわれます。昼間に得た情報は、一時的に脳の「海馬」に蓄えられ、睡眠中に記憶として大脳皮質に刻み込まれます。

つまり記憶は睡眠によって脳に定着するわけですから、スラスラとプレゼンするためには、前日にしっかり睡眠をとらない手はないのです。前日にぐっすり眠ることで大切な記憶を定着させ、勝利をぐっと手元に引き寄せるのです。

14

「どうしても徹夜」の時、ダメージを最小に抑える方法

一流は徹夜の「医学的悪影響」を知っている

先日、ある企業を訪問したところ、栄養ドリンクの空箱が置かれていました。社員さんに「箱買いですか？」と聞いたところ、「部署でまとめて購入し冷蔵庫にストックしています」とのこと。

さらに「実際に飲んでいますか？」と聞けば、「徹夜明けはだいたい飲んでますね」との返答。徹夜が常態化して、翌日も体にムチ打つようにして頑張る職場なのだと思いました。

睡眠を軽視している会社やビジネスパーソンがまだまだ多いことに驚きます。医師として、これは絶対に看過できないことです。

結論からお伝えすると、徹夜は最悪です。

徹夜がもたらす睡眠不足は、**眠気や全身の倦怠感、頭重感、不安、イライラなど身体的・精神的に悪影響**を及ぼします。

また、**血圧や血糖や中性脂肪の値を上昇させ、高血圧、糖尿病、高脂血症などの生活習慣病を悪化させたり、心筋梗塞や脳梗塞などのリスクを高める**ことが明らかになっています。

さらに、免疫力を低下させ、インフルエンザなどの感染症、がんの誘因になることも示されています。また、満腹感を促し食欲を抑えるホルモン「レプチン」を減少させる一方で、空腹感を感じ食欲を促進する「グレリン」を増加させるため、**肥満を引き起こす**ことも知られています。

そして、睡眠不足はうつ病やパニック障害とも関係しています。そんな状態で不眠状態が続けば、自殺の危険性も高まります。

徹夜続きは、文字通り、医学的には「百害あって一利なし」の行動なのです。

そして、頭脳労働でハイパフォーマンスを目指すビジネスパーソンにとって、徹夜が最悪の行動である具体的なリスクは、次の「3つの低下」に集約されます。

①集中力の低下
②記憶力の低下
③思考力の低下

徹夜したことのある方は、察しがつくでしょう。いずれもビジネスでのパフォーマンスを下げる重大要因になりえます。この3高ならぬ「3低」と引き換えにしてまで、徹夜をしなければならない理由はないはずです。

前述の通り、私たちの脳にとって、睡眠は単なる休息ではなく、経験や情報の整理と定着に大きく関与しています。

パフォーマンスにこだわるビジネスパーソンであればなおさら、脳をハイレベルに保つための睡眠を犠牲にすることはできる限り避けるべきだと言えます。

徹夜明けは「ビールを1～2本飲んだ状態」と同じ

徹夜がどれほどビジネスパーソンにとって怖いものか、いろいろとデータがありますが、わかりやすい例として、人は**17時間以上起きていると血中アルコール濃度0・**

05%と同じレベルにまで作業能率が低下すると言われています。

これはビール1~2本ほどを飲んだレベルで、酒気帯び運転で捕まってしまう数値です。また、徹夜明けは脈拍数が速くなり、体温も上がり、明らかに体の変化が訪れ、さらに理性が薄れてきます。もう、仕事どころではありませんね。

徹夜のダメージを最小化する4つのステップ

長々と徹夜のデメリットを紹介しましたが、それでも、多忙なビジネスパーソンには、どうしても徹夜せざるをえない時があるでしょう。長いビジネス人生を、一度も徹夜せずに乗り切れというのも、現実的な話ではありません。

その時の対処法は次の4つのステップです。

徹夜明けは、ほぼ確実にパフォーマンスが下がります。そうであるならば、**「今日は徹夜になる」と覚悟した瞬間に間髪入れず翌日の予定を切り替える**のです。ここで割り切れず、思考力や記憶力や集中力が問われる業務を徹夜明けに組み込むと、徹夜のダメージはどんどん長引いていくことになり、パフォーマンスも上がりません。

徹夜のダメージを最小に抑える4つのステップ

①徹夜を決めた瞬間に翌日の予定を変更し、午前中を単純作業に充てる

②徹夜中に15〜20分程度の仮眠をとる

③翌日、午前中の単純作業を終えたら、昼休みに仮眠をとる

④できる限り早めに仕事を終え、その夜は十分な睡眠をとる

15分の仮眠で一晩乗り切れる

そこで、あなたの仕事の中で**もっとも頭を使わず、パフォーマンスを要求されない単純作業を、徹夜明けにスケジューリングしておく**のがいいでしょう。

また、徹夜中にできる限り、15分から20分程度で構わないので、仮眠をとってください。前述の通り、脳が休まるのは「深い眠り」のときです。わずかでも深い眠りに達すれば、脳は休まります。

しかし、**その時絶対にベッドで横になってはいけません。**ベッドに入ると、疲れもピークに来ているため、体は本格的に眠ってよいと判断します。ほぼ間違いなく起きられないでしょう。学生時代の試験勉強などで、徹夜中に少し

だけ仮眠しようとベッドに横になり、結局朝まで眠って後悔した人もいるのではないでしょうか。

背もたれを倒せるタイプの椅子などで、体を少し倒して、斜めの状態で眠るといいでしょう。そのような椅子がなければ、机の上に突っ伏して寝るのでも構いません。いずれにせよ、本格的に寝る姿勢は避けてください。

そして徹夜翌日は、午前中の単純作業を終えたあと、昼休み中に少しでも仮眠の時間を確保してください。これは、前述した午後のパフォーマンスを上げるための「昼寝」ではありません。なんとかギリギリのパフォーマンスを保って午後を乗り切るための「燃料補給」です。

午後は、忙しくても思い切って早めに仕事を切り上げ、夜は十分な睡眠時間を確保してください。**徹夜の睡眠負債は、翌日の夜に完済する**のが鉄則です。

この4つのステップは、あくまで徹夜が避けられない時の緊急策ですので、多用しないようにしてください。

第 3 章

午後2時～4時の「魔の時間帯」を制する

15

午後2時から4時は「体」と「口」を動かす時間

睡眠不足は事故に直結します。ここでは、ぜひ知っておいていただきたい2つの研究結果を紹介しましょう。まずは、船舶の船員約8000名に対して行なった睡眠と事故についての研究です。船の事故は、転覆や遭難、座礁、タンカーの原油流出など大惨事につながる可能性があります。彼らに、「眠気が原因で重大事故の1歩手前の状況になったことが、月に2回以上ある」と答えた人が5・5%もいたのです。

単純計算で、100人の船員のうち、約6人が眠気のために危うく事故を起こしそうになったことが月に2回もあったということになります。

2つめは、運転免許試験場における免許証の更新者数千人に対してのアンケートです。「運転中に眠くなることがある」と答えた人は40・4%で、「居眠り運転をしたことがある」と答えた人は20・3%、「居眠り運転により事故を起こしそうになった、

居眠り事故の時間帯別発生率

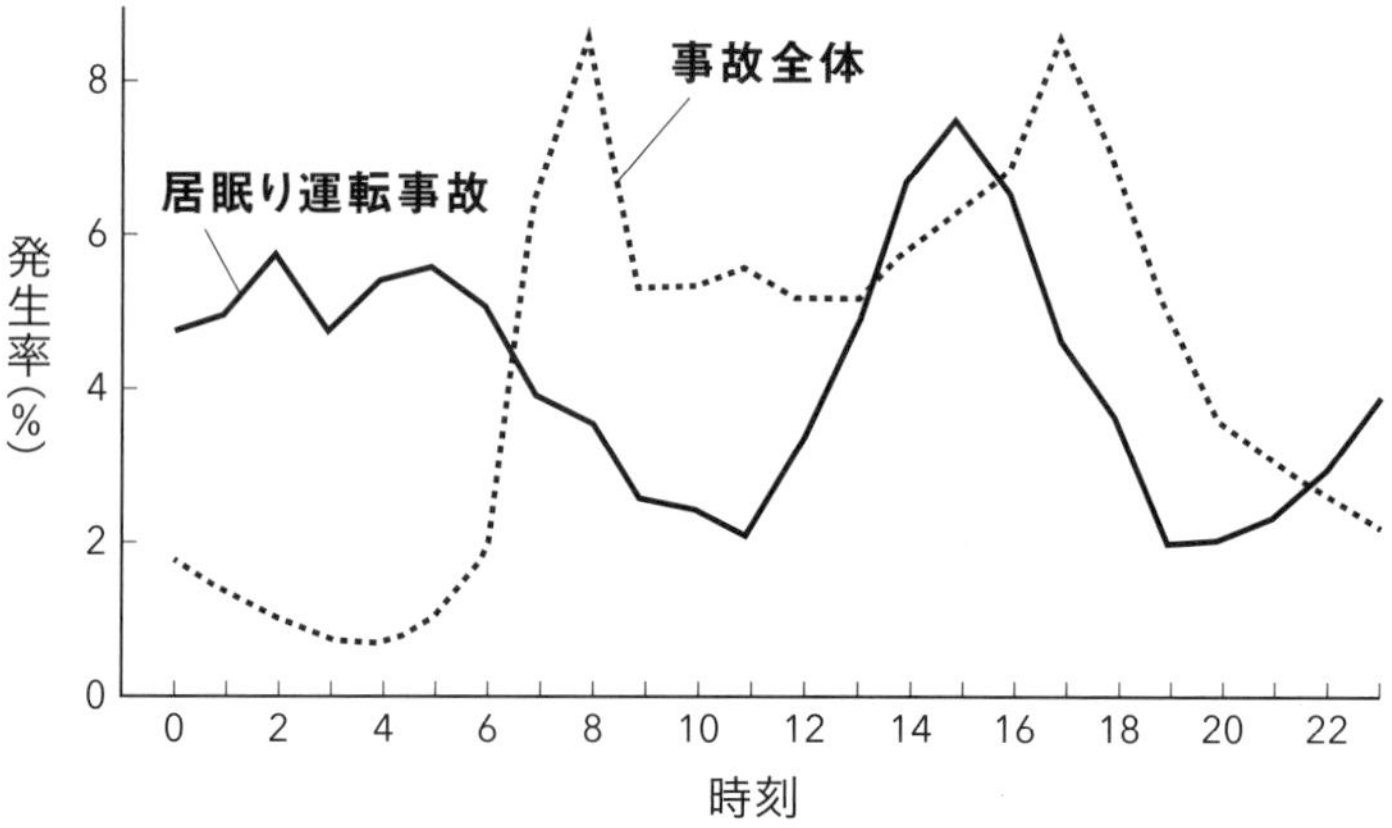

または実際に事故を起こしたことがある」と回答した人は10・4%という結果でした。**運転する人の約4割が眠気を感じていて、実際に危険な目にあった人が1割もいることがわかります。**

1つの重大事故の背景には29の軽微な事故があり、さらに、その背景には300の異常事態が存在するという「ハインリッヒの法則」が有名ですが、この法則を証明する研究結果だと言えます。

「魔の時間帯」を制した者が午後のビジネスを制する

上の図は、居眠り事故の発生率を時刻別に示したものです。実線が居眠り運転事故、点線が運転事故全体を示しています。

運転事故は、誰もが予想できるように、朝と夕方のラッシュ時に多いようです。しかし、**居眠り事故は、ラッシュ時ではなく、交通量の少ない時間帯に多発している**ことがわかります。1つは夜半から早朝にかけて、そしてもう1つは午後2時から4時という、2つのピークが見て取れます。海外も同様の結果が報告されています。

さて、この眠気が強くなる「魔の時間帯」にできる対策を考えてみましょう。

当日の朝や前日の夜に、1日の仕事を事前にスケジューリングしている人も多いかと思います。その仕事の割り振りの判断基準に「眠さ」を加えると、より効率的に仕事を進めることができます。

あなたの1日の仕事を、①頭を使わない単純作業、②頭をフル回転させるようなエキサイティングな業務、の2つに分類してみてください。

午後2~4時に①の単純作業を持ってくると、日中の眠気を誘う要因がすべて揃った状態とも言えますから、パフォーマンスの面では非効率なスケジューリングだと言えるわけです。

「会社外の打ち合わせ」が最強の対策になる理由

もし、あなたがリーダーの立場にあるなら、できる限りこの時間帯に単調な会議を設定することは避けてください。もしこの時間帯に会議をするなら、メンバーが緊張感を持って参加できるように、積極的に意見を促すなどの工夫をしてください。

この時間帯には、意識的に移動を加えた仕事を配分するようにしましょう。パソコンのディスプレイを見たり、資料を読み込んだり、インプットに偏った業務は眠気を誘います。キモは、体や口を動かしながらアウトプットすることです。

たとえば、コピーを取りにいく、営業に出る、他部署にヒアリングに行く、エレベーターを使わずに階段でフロア移動する、思い切って立って会議する。少しでも動くことで、デスクに座っているよりもずっと眠気は解消されます。社外の打ち合わせや、上司や役員など緊張感をもって接する人と会話するのも有効です。

16

一流は、眠くなくても昼寝する

ランチをとった後、眠気のせいでしばらく仕事に集中できず、パフォーマンスの低いムダな時間を過ごしてしまう。これは、多くのビジネスパーソンに共通する悩みだと思います。私自身も、かつては何度も「撃沈」していました。

眠気が訪れる時間帯は、ズバリ「午後2〜4時」が多いと思います。これには医学的に説明できる2つの原因があります。その原因を踏まえてから、対処法を考える必要があります。

ランチを「腹八分目」にしても睡魔は必ず襲ってくる

昔から「食事は腹八分目がいい」と言われます。これには明確な理由があります。目を覚ます働きがある「オレキシン」というホルモンが、食事を摂ると抑制されるのです。つまり、食事を摂ると「目を覚ます力」が下がり、眠くなるのです。

具体的には、食事を摂って血糖値が上がることによって、オレキシンが抑制されます。逆に言えば、空腹状態ではオレキシンの分泌は増加しますから、**睡眠前に極端な空腹状態だと、目がギラギラして寝つけなくなる**のです。

あまりに忙しくて食事を摂れなかったのに、なぜだか妙に頭が冴えて仕事がはかどった、という経験はないでしょうか。これは、オレキシンが引き起こす覚醒作用による効果が大きいと言えます。

また、オレキシンには、食欲を増進させる働きや、体のエネルギー消費を促進させる働きがあります。朝昼晩の三食をきっちりと決まった時間に食べて、よく噛んで食べると、オレキシンの分泌は増えると言われています。つまり、**決まった時間によく噛んで食べることで、ダイエットにもつながる**わけです。


一定のリズムを保って生活していれば、人間は1日に2度、眠気のピークが訪れます。最大のピークは午前2～4時で、眠りが最も深くなる時間帯です。そして2回目のピークが訪れるのが、午後2～4時なのです。

「食事の影響で眠くなる」という以外に、そもそも人間の生体リズムという避けがたい理由で、ちょうど昼食後に眠気が訪れてしまうわけです。

つまり、**午後2～4時の時間帯は、昼食後のホルモンバランスと生体リズムという、避けがたい生理現象のダブルパンチで眠気に襲われる**ことになります。

そこで、日中のパフォーマンスをできる限り落としたくないビジネスパーソンにできることは、まず、オレキシンの分泌を抑制しすぎないよう腹八分目を心がけることです。そして、どうしても眠気に勝てなくなった場合は、勇気を持って生体リズムに身をゆだねて一定時間昼寝するのが一番効果的です。

ここからは、不謹慎に思われがちな「勤務時間中の昼寝」の効用と方法を、パフォーマンスの向上のために真面目に考えていきます。

25分の「投資」で完全に覚醒する

私自身、頻繁に昼寝をします。ソファ、机の上、トイレ、電車の中、病院のベッド。人目につかない場所を選び、躊躇せずに昼寝します。前日の夜に充分な睡眠をとれていたとしても、昼寝します。ほとんどルーティンのようなものです。

「仕事中に寝るとは不謹慎だ」と思う人も多いようですが、**疲れた体と頭で仕事を**

続けてパフォーマンスを下げるほうが、プロとして不謹慎ではないでしょうか。体調管理不足で寝るのではなく、午後のパフォーマンスを上げるために昼寝するのです。

戦略的に昼寝をする場合、必要時間は合計25分を見込んでください。実際に寝ている時間は20分です。残りの5分は、覚醒して臨戦態勢に戻るまでに必要な時間です。**20分以上寝てしまうと、脳は熟睡モードに切り替わり、昼寝後も慢性的な眠気が続いてしまう**恐れがあります。さらに昼寝のしすぎは体内リズムが乱れる原因にもなりますから、昼夜逆転の生活を招いてしまうという、さらなる悪影響があります。

昼寝後の5分は、冷たい水で顔を洗う、近くにいる人と会話する、階段を使って1フロア上がる、などに充てて、完璧に覚醒するまでを昼寝のトータルの時間として考えておきましょう。また、デスクで昼寝する場合は、目覚めた時のために、濡れタオルを目の前に用意してから眠るのもよいでしょう。

「周囲からどう見られているだろうか」「なんだか申し訳ない」など余計なことを考えていては、昼寝の効果は半減します。「午後からのパフォーマンスを落とさないために昼寝している」と自覚して、堂々と、万全の態勢で昼寝をするのです。

また、前述した通り「寝貯め」はできません。「夜の睡眠を先取りする」という目的で昼寝を考えるのは間違いです。**昼寝は「短くとって午後のパフォーマンスを上げ**

るもの」と目的を絞って実行することが大切です。

とはいえ、日本の職場で昼寝するためには、2種類の勇気が必要です。「仕事を中断する勇気」と、「人目をはばからない勇気」です。

しかし、寸暇を惜しんで仕事をする人も、午後2時からの「魔の時間帯」に入れば、どうしても睡魔が襲ってくるわけですから、**睡魔と戦いながら仕事を続けるのは、無駄な努力**だと言わざるをえません。

もしあなたが部下を管理する立場にあるなら、部下のパフォーマンス向上のために昼寝を推奨する上司になってください。

30分を超えるとパフォーマンスは激減する

戦略的に昼寝を活用するための方法を、もう少しお話しします。

先日、昼寝を日課にする40代の男性ビジネスパーソンとお話ししました。その人の会社では昼寝を推奨していて、彼も午後のパフォーマンスを上げるべく、積極的にデスクでの昼寝を活用していました。

ところが、彼は20分で昼寝から目覚めるつもりが、つい50分近く眠ってしまった日

人間はレム睡眠とノンレム睡眠を繰り返している

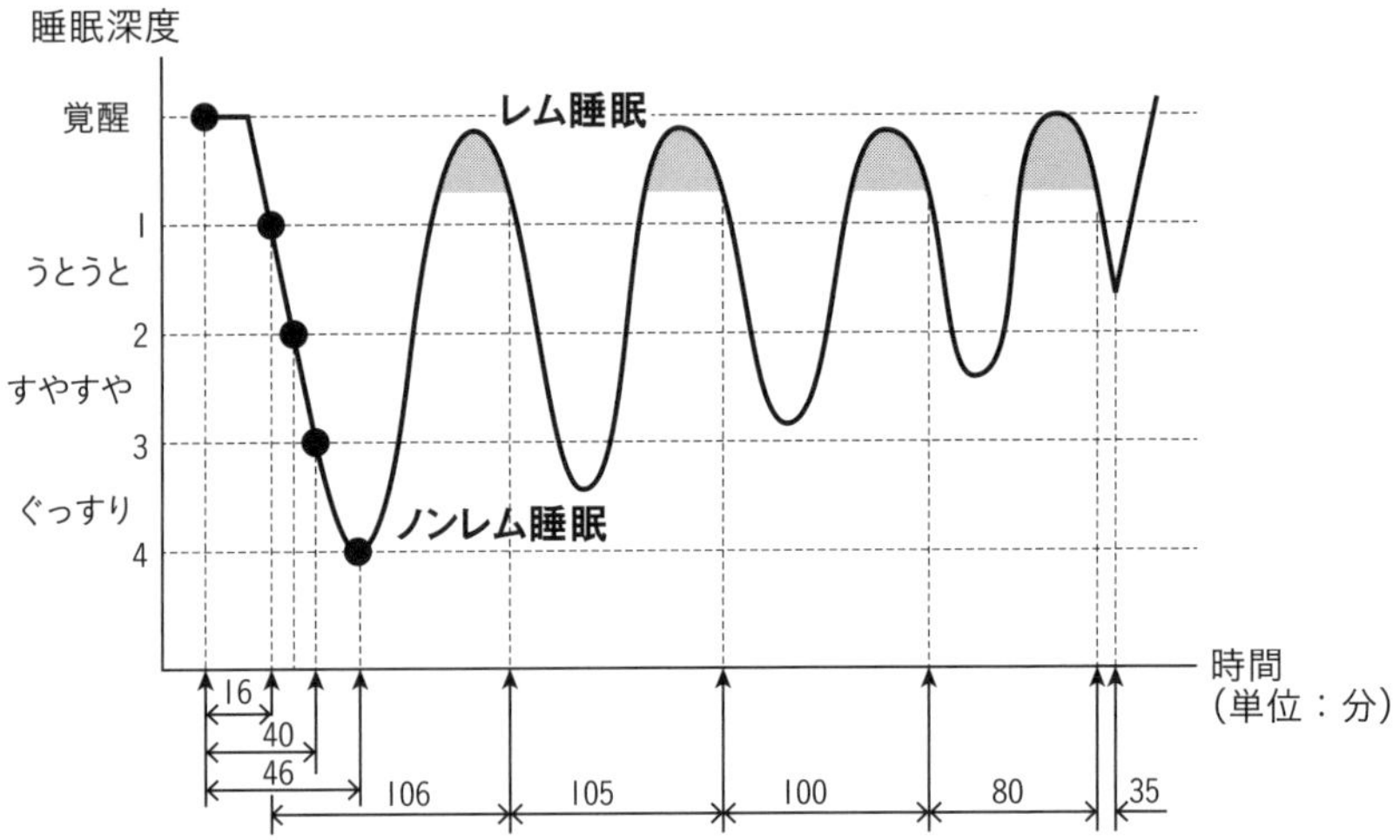

があったそうです。同僚から肩を強く叩かれて目を覚ましましたが、ボーっとしてしばらく仕事に集中できなかったようです。

53ページでもご紹介した上図をご覧ください。昼寝は仮眠の一種です。**一般的に、仮眠時間が30分を超えるとノンレム睡眠中の深い睡眠段階である睡眠段階3、あるいはもっとも深い睡眠段階4に達することがあります。**

この段階に達してしまうと、目覚めにくいだけでなく、目覚めた直後はかえって眠気や疲労が増大すると言われています。この現象を「睡眠慣性」と呼びます。

人は睡眠中にさまざまな脳波を出します。周波数の低い成分（徐波成分）が中心となる睡眠は「徐波睡眠」と呼ばれます。睡眠段階3と4が徐波睡眠に該当し、これがいわゆる「深い睡眠」です。

通常、夜の睡眠の最初3分の1の時間帯に徐波睡眠が多く見られる特徴があり、加齢とともに減少していくことが知られています。これは、年を取ると眠りが浅くなることに関係しています。

30分以内の仮眠であれば徐波睡眠を含みにくく、起床直後の睡眠慣性が少ないのですが、30分以上眠ると徐波睡眠のエリアに踏み込むため、睡眠慣性が強く出やすくなるのです。

一般的に、眠りに就いてから1～3時間後あたりが深い睡眠のど真ん中です。このタイミングで急に起こされて、ひどいだるさを経験したことのある人も多いでしょう。前述の男性ビジネスパーソンも、この睡眠慣性の影響で、昼寝から覚めた後もボーっとしていたのです。

また、**睡眠深度3や4は、1日の中で出現する時間数がほぼ一定**と言われていますので、日中に深く眠ってしまうと、その分、夜間睡眠中の深い睡眠が減少する可能性があります。

営業車のシートを倒して爆睡せよ

若い人や、自分が深い眠りに入りやすいと自覚している人は、とくに要注意です。若い人は、入眠してから深い睡眠に至るまでの時間が比較的短く、30分で深睡眠に入ってしまう可能性が高いのです。**そのため、若い方の昼寝は、20分以内をより厳密に徹底したほうが良いでしょう。**

また、車を使う営業職の人などは、**車のシートを倒すと、20分間で十分な改善効果を得ることができる**という医学的データがあります。ただ、浅い眠りでも若干の睡眠慣性は残るため、目覚めた直後に運転を再開するのではなく、少し外を歩いたり飲み物を飲んだりして、しっかりと覚醒してから車を動かしましょう。

17 睡魔を完全につぶすコーヒーの飲み方

そういえば知らなかった、カフェインが眠気を覚ますメカニズム

コーヒーや栄養ドリンクに含まれるカフェインが、眠気覚ましに効果があることは有名な話です。ここでは、カフェインが眠気を抑える理由とその影響を踏まえて、上手にカフェインと付き合っていく方法をお伝えしましょう。

1つのポイントは、**カフェインは「アデノシン」という物質のはたらきをブロックする**ということです。アデノシンの代表的な働きとして、次の5つが挙げられます。

アデノシンの元来の働き

アデノシンの働きがブロックされるために……

①睡眠誘発作用 ↓ 眠気が抑えられる
②心拍数低下作用 ↓ 心拍数が上がる
③痛みの誘発作用 ↓ 痛みが軽くなる
④血行促進作用 ↓ 血行が緩くなる
⑤腎臓血流低下作用 ↓ 尿意をもよおしやすくなる

カフェイン摂取

まずカフェインは、アデノシンの「①睡眠誘発作用」をブロックする働きがあるために、眠気覚ましに効果を発揮するわけです。カフェインそのものが、目を覚ます物質として作用するのではありません。つまり、**カフェインで眠気を覚ますということは、自然な眠気を人工的にブロックしているということ**です。カフェインで脳をだまして、自然な眠気から気をそらしているともいえるでしょう。

コーヒー2、3杯ならばそれほどの影響はありませんが、カフェインの過剰な摂取を慢性的に続けていると、脳の覚醒・睡眠リズムが崩れていきます。自然な眠りが自然な時間にやってこなくなり、不眠症になってしまう可能性があるのです。

そこで、カフェインを摂る際のポイントをいくつかご紹介しましょう。

コーヒーはアイスよりホットを選択せよ

まず、ホットコーヒーとアイスコーヒーでは、どちらが早くカフェインの効果が出るでしょうか。答えはホットコーヒーです。アイスコーヒーは、その冷たさによって、小腸の粘膜の毛細血管が収縮し、吸収が遅くなりがちです。それに伴って、**カフェインの血中濃度の上昇も、アイスコーヒーはホットコーヒーに比べて若干遅くなります。**早めにカフェイン効果を求める場合は、ホットコーヒーがおすすめです。

「9時・12時・15時」の3回が最強のカフェイン戦略

また、血液中のカフェイン効果が薄れる時間、つまり**血液内のカフェインの濃度が最高値の半分までに減る時間（半減期）は、健康な人の場合は2時間半～4時間半くらい**と言われています。ただし、これは年齢や体調で変化します。元気な若い人なら早くて1～2時間、吸収が遅めの高齢者の場合は4～5時間が目安となります。

ガブガブ飲み続けるのではなく、血中濃度が薄れるタイミングで飲むのが、効率的なコーヒーの飲み方と言えるでしょう。

ところで、カフェインを摂るとトイレが近くなるのはなぜでしょうか。

尿は腎臓という臓器でつくられますが、先ほどのアデノシンの「⑤腎臓血流低下作用」をカフェインが抑制し、腎臓への血流を増やします。**腎臓への血流が多くなると尿がどんどんとつくられ、尿意をもよおす**のです。

これはつまり、眠る前にカフェインを摂ると、眠気をブロックされるだけでなく、眠っている時にトイレに行きたくなって起きる回数が増え、さらなる睡眠の質低下につながることを意味します。

また、カフェインは腸の働きを促進する作用もあり、腹痛や下痢を起こすことがあります。腸が弱い方は、カフェインの過剰摂取は避けたほうが良いでしょう。

また、カフェインには「強心作用」があると聞いたことはありませんか。カフェインがアデノシンの「②心拍数低下作用」をブロックすると、心臓が強く脈打ちます。この強心作用の影響で、心拍数が上がったり、血管が収縮することで、血圧が上がったりもします。コーヒーをたくさん飲むと動悸を感じるという方がいますが、これはカフェインの強心作用によるものなのです。

もし、パニック障害や不安障害、緊張しやすい人は、多量のカフェインを摂取すると、心臓が過剰にドキドキする可能性がありますので、注意しましょう。

午後のパフォーマンスを上げる飲み物ランキング

ちなみに、カフェインの摂取と、前述した20分の昼寝では、どちらが眠気覚ましに効果があるかを検証した興味深い実験があります。

結果は、昼寝の圧勝でした。**カフェインを摂取するよりも、1度の昼寝が眠気を吹き飛ばす**効果があることを頭に入れておきましょう。

参考までに、カフェイン含有量の一覧を左に掲載しておきます。

カフェイン含有量ランキング

	カフェイン含有量 （飲み物は100ml当たり）
ショカコーラ1缶（チョコレート）	200 mg
玉露	160 mg
エスタロンモカ1錠	100 mg
コーヒー	60 mg
リポビタンD	50 mg
ユンケル	約 50 mg
レッドブル	約 32 mg
抹茶	32 mg
紅茶	30 mg
ココア	30 mg
煎茶	20 mg
烏龍茶	20 mg
ほうじ茶	20 mg
玄米茶	10 mg
番茶	10 mg

文部科学省「日本食品標準成分表」を著者が一部変更して作成

第 4 章

翌日のパフォーマンスを最大化する夜の習慣

18 快眠を妨げない「〆」と「深夜メシ」の摂り方

飲み会の後にラーメンが食べたくなる科学的な理由

アルコールが入って食欲が増進し、飲み会の後についつい「〆《シメ》」を食べたくなる気持ちはよくわかります。とくにラーメンは格別、という方も多いでしょう。

そもそもなぜ、お酒を飲んだ後に〆のラーメンを食べたくなるのでしょうか？

これは、生理的なメカニズムが大きく影響していると考えられます。アルコールが体内に入ると、肝臓でアルコール分解が始まります。その際に、分解の過程で必要な糖分が血液中から消費されていきます。そして、血糖値が下がり、空腹感を覚えるのです。

血糖値を上げるためだけなら、大福やキャンディーなど、甘いものを欲しても良いものですが、**肝臓でアルコール分解が進むと、ブドウ糖だけでなく、カリウム、ナト**

リウム、アミノ酸、亜鉛、ビタミン群などさまざまな栄養素が低下します。とりわけ豚骨系や魚介系のラーメンには、そのような物質が総合的に入っているため、体が自然と味の濃いラーメンを欲するのです。

また、〆のラーメンは、ビジネスパーソンの「社交性」にも、見えない役割を果たしているでしょう。おいしいラーメン屋さんを知っていることで同僚へのプレゼンスが上がる。大人数の飲み会の席ではできなかった話を少人数でできる。飲み会で語り合った内容を一人で熟考するために、毎回行きつけのラーメン屋に行く人もいるでしょう。

しかし、そこでぐっと我慢できるかどうかが、翌日のパフォーマンスの良し悪しを大きく左右します。ここでは、夜遅くに食事を摂ることの「睡眠」への影響と、体への負担に関して3つの視点から考えてみましょう。

睡眠に悪影響を与える2つの「深夜メシ病」

胃液は、食物を消化するため強い酸を含みます。その胃酸が食道側に逆流することで食道に炎症を起こすと、「逆流性食道炎」という病気になります。酸っぱいものがこみ上げたり、胸やけが続いたりするのが代表的な症状です。**夜遅くの食事は、胃酸分泌を促進して、逆流性食道炎を引き起こす一因となります。**

食道は、胃と異なり粘膜保護の力が少ないため、強い酸である胃液で炎症を起こしてしまい、胸やけや胸の痛みなどの症状が出るのです。日本人の約1割が、逆流性食道炎を患っているとされています。

食道と胃の境目には「下部食道括約筋」という筋肉があり、普段は胃液が食道に逆流しないように食道と胃の境をキュッと締める働きをしています。しかし、脂肪分の多い食事や食べ過ぎは、下部食道括約筋を緩ませ、その筋肉の境目を通じて胃液が逆流を起こし、食道に炎症を起こすのです。

二次会が終わって、夜遅くにこってりラーメンを食べてから帰宅し、そのままベッドで体を横にすると胃から食道に胃酸が逆流し、胸やけや呑酸《どんさん》（酸っぱい液体が口まで上がってくる現象）といった症状が起こりやすくなります。

また、食べ過ぎ、背中が曲がっているような悪い姿勢、きつめに締めたベルト、肥満体型であったりすることも、おなかの圧が高まることで胃酸逆流の原因となります。ちなみに、**うつ伏せの姿勢で寝ると、さらに胃を圧迫します。**

食べ過ぎによるおなかの張りが強く、さらに胃もたれや胸やけなどの症状があると、間違いなく眠りの質は低下します。**逆流性食道炎の患者の半数程度が、何らかの睡眠障害で悩んでいる**という医学的データがあるほど、逆流性食道炎と睡眠障害は相互関連があると言われています。

夕食は「寝る3時間前まで」と決める

食べてすぐ眠ると、胃や小腸、大腸などの消化器官に負担がかかります。また、睡眠中は脈拍や血圧が下がって消化器への血流が抑制されるため、胃腸の動きは鈍くなります。

翌日の仕事のパフォーマンスを落とさないためには、**就寝3時間前までに、脂肪分少なめのものを、腹八分目程度に抑えておく**のが理想です。消化がよく、さらにカロリー摂取量も抑えられるので、ダイエットにも効果的です。

「これ」があれば小腹は満たされる

空腹だと眠れないから、どうしても寝る前におなかに何か入れておきたい、という人もいるでしょう。そんな時は、**脂肪分が少ないヨーグルト、ホットミルク、おかゆ、うどん、バナナ**などがおすすめです。いずれも消化しやすく、準備に手間がかからないからです。

寝る直前に口にしてはいけないのは、ラーメンや牛丼やスナック菓子などの脂分が多い食べ物や、カレーやエスニック料理などのスパイシーな食べ物です。消化器系に負担をかけて、快眠を妨げます。

深夜残業時の「分食」のすすめ

毎日多忙で、なかなか早い時間帯に夕食が摂れない人もいるでしょう。そんな人には1回分の食事を2度に分けて摂る「分食」をおすすめします。仕事が深夜に及びそうだとわかった段階で、時間を決めて早めに軽食を摂っておきましょう。そうすることで、昼と夜の食事間隔が開きすぎず、夜の「ドカ食い」を防ぐことができます。

ある日の著者の「分食」スケジュール

12:00	ランチ
17:00	デスクでおにぎり、アーモンド、チーズ（片手で食べられて席を立つ必要がないもの）
21:00	チーズ、ヨーグルト、バナナ、野菜ジュース（気分転換を兼ねてコンビニで購入）
23:00	退社
24:00	ホットミルク
25:00	就寝

私自身は、たとえば今日は23時まで仕事で夕食を摂る時間がなさそうだと思ったら、上記のように分食をしています。

このような食生活が毎日続くと問題がありますが、空腹と低血糖によるパフォーマンスの低下を避けるためにも、時には分食を実践する価値があります。

もし、**残業後の23時にガッツリ夕食を摂ってしまうと、胃や腸への負担が増し、胸やけ等で睡眠の質が下がり、翌朝までお腹の膨満感が残って、翌日の朝食時も食欲が出なくなります。**長時間にわたって代償を払うことになってしまうのです。

「〆」のラーメンは無理なく卒業できる

深夜のドカ食いや夜食は、眠る体制に入っている内臓たちに鞭を打って働かせるような行為だということが、なんとなくわかっていただけたのではないでしょうか。

とはいえ、〆のラーメンの魅力に打ち克つのは難しいものです。そこで、まずは「3回に1回ルール」から始めてみることをおすすめします。「飲み会の後、3回に1回だけ〆を許可する」と自分でルール化するのです。そう決めるだけで、毎回毎回我慢するプレッシャーがなくなるので、比較的ラクになります。

ラーメンを食べた1回と、食べなかった2回を比べてみれば、翌日の体調の差が歴然になります。3回に1回を、4回に1回、5回に1回と減らし、無理なく〆のラーメンの魅力から卒業できるでしょう。

翌日を快適な目覚めから気持ち良くスタートするためにも、まずはできる範囲で夜の食習慣を見直してみましょう。

19

二日酔いのソリューション

若い人たちが飲み会に参加しなくなったと言われますが、ビジネスパーソンにとって「飲み会」が外せないイベントであることは、今も間違いのない事実でしょう。しかし、どんなに酒好きな人でも、「二日酔い」は避けたいところ。二日酔いで翌日のパフォーマンスを下げるようでは、ビジネスパーソンとしては失格です。

飲み会を我慢しろ、などと言うつもりはありません。ちょっとした工夫で、翌日のパフォーマンスを下げずに済む方法があります。

「とりあえずチェイサー」が二日酔いを回避する

アルコールを飲む際に、水を一緒に飲むことを心がけるだけで、二日酔い防止につながります。ウイスキーやウォッカなどの強いお酒と一緒に提供される「チェイサー」を、あらゆるお酒といっしょに頼む習慣をつけるだけでOKです。

お酒と一緒に水を飲む利点は3つあります。

- 血液のアルコール濃度を下げるため、早く醒めやすい
- アルコールの利尿作用で失われた水分を適宜補給できる
- 口の中に残っているアルコール成分を洗い流すためサッパリする

飲み会の席では「とりあえずビール」と「とりあえず水」をセットで考えるようにしましょう。**チェイサーの量は、酒と同量を目安に考えると良い**でしょう。

悪酔い&二日酔いしやすい日がある

普段からするとなんともない量の酒を飲んだだけなのに、二日酔いや悪酔いしてしまう日があるでしょう。それは、ほぼ間違いなく心身ともに疲れがたまっている日です。

肝臓のアルコール分解は、次のように行なわれます。まず、アルコール脱水素酵素（ＡＤＨ）や他の酵素により、アルコールをアセトアルデヒドに分解します。アセトアルデヒドは、悪酔いや二日酔いの原因ともなる有害物質で、顔面紅潮、動悸、吐き気、頭痛などの症状を引き起こします。

そして、このアセトアルデヒドは、肝臓内のアルデヒド脱水素酵素（ＡＬＤＨ）により、無害な酢酸へと分解されます。この酢酸は血液によって全身をめぐり、最終的には水と二酸化炭素に分解され、汗や尿、呼気となって外へ排出されます。飲酒後に息が酒臭くなるのは、この働きによるものです。

肝臓の機能が落ちている時は、この一連のアルコール分解作用も遅れがちになります。**肉体が疲れている時は、肝臓も間違いなく疲れている**のです。食べ過ぎ・飲み過ぎ、睡眠不足、ストレス、働き過ぎなど、日常的なハードワークの一つひとつは、肝臓の疲労につながっています。

機能が低下した肝臓は、代謝や体内で発生した有害物を無害なものにつくりかえる「解毒」の役割を十分に果たすことができず、毒素が体内に蓄積されやすくなります。

また、腹部内の多くの主要臓器とつながっている**肝臓の機能低下は、全身の疲労に**

直結します。つまり、肝臓の機能低下は全身の疲れにつながるのです。とくに睡眠不足や病中から病み上がりの時は、肝臓も疲れています。また、**出張後や、営業で一日歩き回った後、激しい運動後などは、肝臓への負担も増します。**

肝臓はただでさえ忙しい臓器です。代謝も解毒も担って猫の手も借りたいようなところに、睡眠不足や病気の影響が重なると、老廃物の排出などがうまくできなくなり、肝臓の負担がますます増加します。これが肝機能低下の原因なのです。

さらに、ストレスによって交感神経が緊張状態になると、肝臓をはじめ内臓を動かしている副交感神経がうまく機能せず、肝臓も混乱してうまく働かなくなります。これも肝機能低下の遠因になります。したがって、原則的に、疲れている時や寝不足の時は、深酒は厳禁です。

スポーツドリンクと糖分で速攻リカバリー

ひどい二日酔いになってしまうと、その日1日が犠牲になることもあります。しかし、そんな中でもできることはあります。まずは、起床後にスポーツドリンクで水分補給します。二日酔いの時は体内の水分が失われ、軽い脱水状態になっています。

水よりも、体内に吸収されやすいスポーツドリンクがおすすめです。コーヒーやお茶は、カフェインによる利尿作用で、せっかく補給した水分が体外に出てしまうので控えてください。

加えて、糖分を積極的に摂るように心がけてください。糖分は、アセトアルデヒドの分解に役立ちます。食欲は減退し、内臓もオーバーワーク気味ですから、りんご、バナナ、ゼリー、おかゆなど、胃に負担のかかりにくいものがよいでしょう。

金曜日や土曜日に深酒して、休日に二日酔いになった場合は、安静にしているのが一番です。ポイントは、横になって体を心臓と同じ高さにしておくこと。アルコールの代謝は肝臓で行なわれるため、**代謝に必要な血液を肝臓に集める**ことができるからです。また、脱水を助長するような運動やお風呂は控えるのが賢明でしょう。

20

今すぐやめるべき睡眠前の「悪習慣」

次の5つは、ビジネスパーソンがやってしまいがちな、睡眠前の「悪習慣」です。

①布団の中でのスマホ
②寝る前のカフェイン
③帰宅中の電車内での「うっかり寝」
④帰宅直前のコンビニ立寄り
⑤夕食のドカ食い

この5つは、ビジネスパーソンの何気ない日常にするっと入り込んでくるため、習慣化してしまうとなかなか抜け出せない特徴があります。睡眠に与える悪影響と、対応策を一緒に考えていきましょう。

風呂上がりの「眠たい」がスマホを閉じるサイン

よく言われるように、スマートフォンから出る「ブルーライト」は、睡眠とは相性が良くありません。夜間に、青色波長成分を多く含む環境（460〜470nm）に身を置いてしまうと、眠気を誘うメラトニンの分泌と体温下降が抑制されてしまうことが認められています。

大切なことは、「眠たくなったらできるだけスマホはいじらない」と意識することです。眠気に逆らってスマホをし続けると、ブルーライトだけでなく、届いたメッセージやニュースの内容にも刺激を受け、目がどんどんと冴えてきます。**理想を言えば、寝る2時間前からスマホをシャットアウトできればベスト**です。

さらに、ブルーライトは光エネルギーが大きいため、見ようとするところが見えなくなる「加齢黄斑変性」という目の病気をもたらす恐れも指摘され始めています。

「17時前」に飲むコーヒー「17時以降」に飲むコーヒー

コーヒー好きの人は多いと思いますが、カフェインの覚醒作用は108ページでお話しした通りです。寝る前に飲めば、当然眠りを妨げることになります。

カフェインを摂取してから、血液中のカフェイン濃度が薄れるまでにかかる時間は、通常2時間半～4時間半くらいと言われていますが、個人差はあります。そこで、**「夕方17時以降はコーヒーは飲まない」など、時間を決めてルール化してしまう**のがよいでしょう。

コーヒーが大好きで、どうしても夕方以降に飲みたくなった場合は、カフェインレスコーヒーを試してみましょう。私もコーヒー好きで数種類のカフェインレスコーヒーを試しましたが、風味や苦みは確かに若干劣るものの、夜の睡眠を阻害しないメリットを踏まえると、個人的には十分に楽しめる味でした。

残業後はコンビニに立ち寄らない

コンビニエンスストアの照明は、照度2500ルクス以上と非常に明るいものです。帰り際や、就寝前に近所のコンビニで買い物したりすると、光の刺激によってメラトニンの分泌がしにくくなり、眠りに入るタイミングが遅れます。

とくに、雑誌などの立ち読みは、つい長居してしまううえ、照明の刺激と雑誌の内容の刺激で脳が覚醒してしまうので、絶対に避けたい行為と言えます。

また、美味しそうな食べ物や雑誌の誘惑は、帰宅後の生活リズムを乱すかもしれません。理由もなくコンビニに寄って帰る日課がある人は、より良い眠りのために、ぜひ見直しましょう。

電車内での「うっかり寝」で快眠戦略は台無しになる

疲れ切って電車に乗り込んだ夜は、ついうとうとしてしまいますよね。運良く座席が空いていれば、うっかり熟睡してしまうこともあるでしょう。

でも、これはできる限り避けたい行為です。

帰りの電車の中で熟睡してしまうと、寝室に入ってからの寝つきが悪くなります。すると**睡眠のリズムが崩れ、翌朝の目覚めが悪くなり、出勤中の電車でもウトウトして、気だるい状態で仕事を開始する、という悪循環を起こしがち**です。少し眠くても、帰りの電車ではなるべく眠らないことが、夜の睡眠の質の上昇につながります。

また、電車内で「うっかり寝」をすると、バッグを開けたまま大口を開いて寝てしまったり、終着駅で駅員さんに起こされたり、といったことにもなりかねません。つまり、盗難や乗り過ごしによるタクシー代など、社会的・経済的なリスクがあります。

「睡眠不足の人は太る」は本当か?

一般的に、夕食や夜食を食べ過ぎると肥満になりやすいことは知られていますが、不眠と肥満の関係を示す興味深い研究があります。

健康な成人男性を対象に、睡眠時間と食欲に関するホルモンの関連を調査したところ、睡眠時間が短くなると、食欲を抑制する「レプチン」の分泌が低下し、食欲を増進する「グレリン」の分泌が増えていたのです。

レプチンは、満腹中枢に働きかけて食欲を抑制しますが、分泌バランスが崩れることで、食べ過ぎたり脂肪分の多いものを好んで食べたくなったりします。グレリンは、レプチンとは反対に食欲旺盛にするホルモンですから、分泌量が増えれば増えるほど、たくさん食べ物がほしくなります。

つまり、**短い睡眠時間で寝不足が続くと、食欲抑制のタガが外れ、食欲増進にドライブがかかる**ことになり、結果として肥満につながりやすくなるのです。

そう言われても、「起きている時間が長ければ、その分カロリーを消費するから、むしろ太りにくいのではないか」と考える人もいるでしょう。

しかし、ちょっと考えてみてください。睡眠不足が続くと、日中も眠気でボーっとして動くことが億劫になりますから、体の活動量が低下しやすいのです。**ホルモンバランスの乱れと日中活動の低下のダブルパンチで、太りやすく**なるのです。

また、肥満になると、睡眠時無呼吸症候群になりやすいことが知られています。これは寝ている時に一時的に息が止まってしまう病気で、肥満による首回りへの脂肪沈着により、空気の通り道が狭くなることが原因の1つだと言われています。

睡眠中に呼吸が止まると眠りが浅くなり、睡眠の質は下がります。それが続くと、不眠症につながりやすくなります。

以上、5つの「悪習慣」に思い当たる方は、すべてを一度に改善するのではなく、1つずつ、少しずつ、できることから改めていきましょう。

21

「寝た気がしない」を解消する夏バテ知らずの睡眠法

なぜ、夏の朝は、「眠った気がしない」「体の疲れがとれない」という不快感が多いのでしょうか。入眠と睡眠中のステージを分けて考えてみましょう。

「暑いからシャワーで済まそう」の罠

夏は暑いからお風呂はシャワーで済ませる、という人も多いでしょう。しかし、夏こそ湯船に入るべきです。

前述した通り、眠気は体温の変化と密接に関わりがあり、体温が下がると自然な眠気が訪れます。**お風呂で温まって少し体温を上げると、そのあと、体温が下がります。**この変化によって、心地よい深い眠りが得られるのです。

さらに、夏はエアコンが効きすぎたスペースにいたり、冷たいものや口当たりのよいものを食べ過ぎやすいため、日中に体が冷える傾向があります。とくに、夏場、女性の冷え性は辛いでしょう。

冷え症のいちばんの問題は、血の巡りの悪さです。**お風呂で温まると、血管が拡張します。また、水圧で心肺機能が高まるため、血流改善が期待できます。**

また、真夏になって急激に気温が上昇すると、屋外よりも屋内にいることが増えて、運動不足になりがちです。エアコンのあたりすぎで汗腺の働きが鈍り、発汗による体温調節がスムーズにいかなくなる人も多いのです。お風呂に入って体温を上げ、しっかり汗をかくことで、新陳代謝を取り戻しましょう。

ただし、あまり熱すぎるお風呂ですと、交感神経が刺激されて余計に眠気が吹き飛びます。**39度くらいのぬるめのお湯に10分以上**が目安です。

また、浴室の照明の明るさにも気を使いましょう。睡眠ホルモンのメラトニンは、目から入る光の量が少なくなるほど分泌が多くなる傾向があります。**脱衣所の光が入ってくるなら、浴室の照明はつけなくてもいい**くらいです。入眠にも効果的ですし、間接照明っぽくなって、ムーディさも楽しめます。

「エアコンつけっぱなし」は朝の目覚めを悪くする

眠っている間に、人は「寝返り」という生理現象を起こします。寝返りをすることで、寝具から体への圧力を分散させ、血液の流れを促進させます。また、蒸れた背中に涼しい空気を入れ替えることで、不快感を取り除く効果もあります。

とくに真夏の熱帯夜では、寝具に接する部分の温度や湿度が他の季節よりも高くなり、寝返りの回数が多くなります。**寝返りが頻繁に起こると、無意識のうちに熟睡が妨げられて、眠りの質が低下します。**

そこで、多くの人がエアコンの設定で寝室の温度調節をすればよいのではないか、と考えがちです。しかし、温度を一定にセッティングしているだけでは、睡眠の質には逆効果となる可能性があります。

睡眠中、人間の体温は低下傾向に入ります。代謝量を抑えようとして体温が自然に低下し、午前4時頃には1℃近くも下がります。そして目覚めと活動の準備のため徐々に上がっていきます。

その時に部屋を冷やし過ぎていると、体温の上昇を妨げてしまう可能性があります。体温を察知して室温を絶妙に変化させるエアコンであればよいのですが、**部屋を**

過度に涼しい状態にし続けると、適切な体温上昇を妨げ、目覚めのリズムを狂わせることがあります。

「暑い」からではなく「蒸れる」から眠れない

そこで、温度ではなく体周辺の湿度をコントロールすることが有効な対策の1つです。**抱き枕にして背中を開放したり、肌触りがよく吸湿性に優れたパジャマを選ぶ**のも良いでしょう。質の良いパジャマは一般的に吸湿性や通気性に優れていて、体温を下げるためにかいた汗を吸って気化させるため、眠りに入りやすいと言われています。

パジャマの素材としては、吸水性に優れ、肌触りが良い綿素材が好ましいでしょう。綿はシルクなどに比べれば価格もリーズナブルで、洗濯機でも気にせず洗えます。短パンやタンクトップなどで寝る人も多いと思いますが、冷え性だったり、寝相が悪く布団を蹴ってしまう人は、できるだけ露出は少ないほうがよいでしょう。

また、パジャマに着替えることで頭が「寝るモード」に切り替わり、部屋着のまま横になるより眠りに入りやすくなる儀式的な効果もあります。

夏バテを回避する「扇風機」の超活用法

熱帯夜に扇風機を回して寝る人は多いでしょう。適度な扇風機の風は、汗の蒸発を促し体温を低下させ、快適な眠りへと導きます。さらに、エアコンに比べて扇風機の消費電力は20分の1程度なので、家計にも環境にも優しい冷房器具です。

ただし、体の1か所だけに風が当たり続けると、その部位が冷え過ぎて、冷え性を助長したり、お腹を壊すリスクが高まります。**扇風機の首振り機能とタイマーを活用し、なおかつ置く位置を調整して、遠くから柔らかく全身に風が送られるよう調節**しましょう。

また、額や体に貼り付ける市販の冷感シートは、体温自体を下げる効果はあまり期待できませんが、冷感素材の気持ち良さによる入眠効果はあるでしょう。エアコンに頼りすぎず、ちょっとした工夫で熱帯夜を乗り切りましょう。

ふくらはぎを高くして寝ると「むくみ」がとれる

1日中立ち仕事をしていた日や、逆にデスクワークでずっと椅子に座っていた日に、脚のむくみが出る時がありませんか？　とりわけ女性には、脚のむくみで悩んでいる人が多いようです。

太ももやふくらはぎなど、脚のむくみはおもに2つの原因があります。まず、脚は心臓から一番遠い場所にあるため、血液の流れが悪くなりやすいことが挙げられます。そして、立ち仕事やデスクワークが続くと、重力の力で水分が体の下のほうにたまりやすくなります。

また、ふくらはぎは「第2の心臓」と呼ばれるくらいに、血液を押し出す働きがあります。そのため、同じ姿勢を続けてそのポンプ機能を働かせずにいると、脚の水分（リンパ液など）の循環が悪くなり、循環するべき水分が脚に滞留することで、むくんでしまうのです。

睡眠時は脚と心臓がほぼ同じ高さになるので、立ったり座ったりしている姿勢よりも、心臓に血液が返りやすくなります。十分な睡眠時間の確保もむくみ回復には大切なのです。

また、どうしてもむくみがひどい場合は、足を少しだけ上げて眠ることも選択肢です。**ふくらはぎの下にタオル等を敷いて、足を少し高くするような体勢**を取ってみましょう。高さは10ｃｍほどでいいでしょう。あまり高すぎると心臓への負担が増しますので、注意してください。

また、ふくらはぎの筋肉不足も、むくみの原因になると言われています。日中はできるだけ歩いたり階段を上ったりして、ポンプを動かすようにしましょう。

22

これで時差ボケ知らず！海外出張で困らないための準備

海外出張が多いビジネスパーソンを困らせるのが「時差ボケ」です。せっかく、海外のクライアント向けに入念に資料を準備しても、当の本人が時差ボケでベストパフォーマンスが出せないのは、非常にもったいないことです。ビジネスは「瞬間」が勝負です。あなたの時差ボケが解消するまで、先方は待ってくれません。海外でのパフォーマンスが求められる以上、必ず時差ボケと戦わなければならないのです。

たとえば、9月1日の昼12時に日本から米国のニューヨークまで出張するケースを考えましょう。時差は14時間、フライトは約13時間ほどです。

13時間のフライト後、ニューヨークに着くのは現地時間9月1日の午前11時。これを日本時間に直すと9月2日の午前1時です。日本にいれば、ぐっすりと眠っている時間帯です。しかし、ニューヨークでは摩天楼に日差しが照りつけるお昼前。体と頭は眠いのに、現地では仕事時間のど真ん中です。

アメリカ方面は「早寝早起き」ヨーロッパ方面は「遅寝遅起き」で準備する

時差ボケは、医学的には「時差障害」と呼びます。国際的な診断基準は次の3項目です。

①ジェット機に乗って、少なくとも3時間以上の時差がある場所へ旅行した時に、不眠や過眠を自覚する
②旅行後1～2日以内に、昼間の心身の機能が落ちたり、全身がだるくなったり、胃腸障害などの身体症状が出る
③その睡眠障害は、他の睡眠障害や内科・精神科的な病気、薬物の使用などでは上手く説明できない

また、一般的には、時差ボケは次のように説明されます。

- 症状としては、日中の眠気、疲れ、だるさ、不眠、頭が重い感じなど

- 3時間以上の時差がある国や地域に旅行する時に起こりやすい
- 西よりも東へ飛行した場合に症状が強くなる

生物学的な体のしくみから考えると、時差ボケは仕方ない側面があります。日本から東方面、たとえばニューヨークに移動した人の生体リズムは、まだ日本での生活の延長線上にあります。ニューヨークの日中では、日本で起こっているように深部体温が低下し、暗いところではメラトニンが分泌され、睡眠へと体が動きます。さらに、心拍数や血圧も低下して、脳・身体機能も眠る準備に入っていきます。

一方で、ニューヨーク時間の夜に睡眠をとる時は、日本では昼にあたり、生体リズムの影響で深部体温は上昇し、メラトニンも分泌されず、体は活動状態に入ります。これが時差ボケの時に人の体の中で起こっているメカニズムです。

旅行前の睡眠が不足していると、時差症状による睡眠障害がより強く出現する場合が多いので、海外に旅行する前に、十分に睡眠を確保しておくことが大切です。

また、アメリカなど東方面へ向かう場合は、数日前より少しずつ早く床につき早起きをするようにして、体を現地の時間にゆっくりと慣らしていきます。逆に、ヨーロッパなど西へ向かう場合は遅く寝て遅く起きるようにして準備するのです。

2～3日の短期出張なら「日本時間」を死守せよ

滞在期間が2～3日の短期出張の場合は、現地時間に無理にあわせずに、日本時間の夜間にあたる時間帯にまとまった睡眠をとるようにして、**日本のリズムを保った方が楽な場合が多い**と言われています。

日中に現地に到着して、**どうしても眠いときには、2～3時間ほど仮眠をとる**のも効果的でしょう。その際にあまり長く眠ると、夜の睡眠に悪影響が出ます。

起きるべき時間になったら、眠くてもがんばって目を覚ましましょう。仮眠から起きたら外に出て、太陽の光を浴びると、体内時計の調整が進みます。

第 5 章

世界一の快眠を手に入れる「睡眠自己分析」

23

あなただけのベスト睡眠時間が見つかる「睡眠ログ」

睡眠の見える化がすべての問題を解決する

43ページで、「ベストな睡眠時間はケースバイケースだ」ということを、医学的なデータをもとにお伝えしました。でも、私がデータなど提示しなくても、みなさんはもうわかっているはずです。

人それぞれ、生活スタイルや仕事のハードさ、持っている悩みは異なります。また、眠る環境も、ベッドの硬さや枕の高さ、寝室の騒音、温度、湿度、誰と眠るかなどによって睡眠の量と質は大きく左右されます。つまり**睡眠は、究極にカスタマイズされるべき生活習慣**なのです。

第4章までは、快適な睡眠の「条件」を提示してきました。しかし、ここから先は、人それぞれです。あなただけのベストな睡眠スタイルは、自分自身で見つけるしかありません。そこで、自分だけの「正解」を発見するために有効なツールが「睡眠ログ」です。食べたものを日記として記録することで食行動を可視化し、正しい食生活へと導く「レコーディング・ダイエット」という方法をご存じかもしれません。**睡眠習慣は、食習慣以上に、一人ひとりの環境によって状況が異なるもの**です。だからこそ、睡眠を可視化することに大きな意味と効果があるのです。

睡眠はその日の状態や季節などによって大きく質が左右されますから、特徴を把握するためには、一定期間測定してから振り返るのが有効です。

マネジメントの大家ピーター・ドラッカーは「重要なことは、正しい答えを見つけることではない。正しい問いを探すことである」と言いました。ビジネスも睡眠も、原因分析をせずに解決法の提案はありえません。まずは、ご自身の睡眠の問題がどこにあるのかということにアプローチしていきましょう。

たった3日の睡眠ログで「あなただけの問題」が明らかになる

睡眠ログには、入眠時間、起床時間、そこから導き出される睡眠時間、睡眠効率、そして目覚め感、その日の仕事のパフォーマンスを記載します。

目覚め感は、自分の主観でOKです。すぐれないと感じたら「×」。調子がいいなと思ったら「○」。ちょっとだるい程度なら「△」。続けることに意味がありますから、簡単にできることが一番重要です。1日3分もかからないでしょう。

その横に、仕事と体調に関するコメントを添えておいてください。気づいたこと、ひと言だけで構いません。「寝不足、遅刻した」「足がむくんでいない、商談成立」「会議で眠くならなかった、快便」といった具合です。

それだけで十分ですが、より詳細なデータを取りたい場合は、次の3つを軸にするとよいでしょう。

①日中の眠気とだるさ（頭がぼんやり、あくび、目が疲れる、全身がだるいなど）
②集中力の低下度（頭が回らない、根気がない、直前のことが思い出せないなど）
③身体の疲労残存感（肩こり、頭痛、腰痛、まぶたがぴくぴくするなど）

次の表は、ある人の睡眠ログです。8時間30分眠った日は、日中にだるさが残っているようです。一方で、6時間15分の日は居眠りをしてしまい、7時間30分の日はパフォーマンスが良かったようです。

たった3日で大まかな睡眠傾向はつかめる

日付	入眠時間	起床時間	睡眠時間	目覚め感	日中のパフォーマンス
○月○日	22:30	06:00	07:30	○	○　午後もすっきり
○月○日	24:00	06:15	06:15	△	×　会議中居眠り
○月○日	22:00	06:30	08:30	△	△　ややだるい

もちろん、3日分のデータから確定的なことは言えませんが、こうした**データをある程度の日数分ためていくと、ご自身の睡眠傾向がわかり、「7時間半くらいが自分のベストな睡眠時間なんだな」と「当たり」をつけやすくなります。**

運動の有無や食事の内容等、さらに詳細なデータを記録すればより精度が上がるでしょうが、記録することが億劫になるリスクも高くなります。最初は、簡単に書けて、傾向がわかるくらいの精度で十分です。

「目覚め感」と「入眠時間」だけで眠りが見えてくる

さて、この睡眠ログをしばらく続けると、いろいろなことがわかってきます。

たとえば、目覚め感が「×」の日が3日続いたとしましょう。そこで、3日間の睡眠効率と入眠時間をチェックしておきます。その3日間と、目覚め感が「〇」だった時の睡眠効率と入眠時間を比較してみます。それだけで、自分のベストな入眠時間がある程度わかるはずです。

そのデータを元に、「〇時に寝るのがいいのかも！」と、仮説検証ができるのです。それを繰り返せば、確実にあなただけの「ベスト睡眠時間」に近づいていきます。

「体調を崩さないギリギリの睡眠時間」を押さえる

少しでもやってみるとわかるのですが、睡眠と仕事のパフォーマンスの関係性が見えてくると、俄然、睡眠への意識が高まります。見えなかったものがどんどん見えてくるので、単純に楽しいのです。

さらに1か月ほど睡眠ログをつけ続けると、自分はどれくらい睡眠を犠牲にできるのかも見えてきます。**「これ以上睡眠を犠牲にするとパフォーマンスを落とす、または体調を崩す」という限界ラインがわかる**ようになります。

また、平均睡眠時間と比較してどれくらい「睡眠負債」が溜まっているかが簡単にはじき出せるので、**リアルタイムで翌日からの睡眠時間を考える有効なデータになり**

ます。もし、本格的な不眠症に悩まされ、専門医にかかる必要がある場合にも、この睡眠ログを持参することで、より適切な診断やアドバイス、治療法を受けやすくなります。

「睡眠ログ」と言われただけで、億劫に感じる人もいるでしょう。時刻を記録する時、布団に入った時間は記録できても、意識が遠のいていく「入眠時間」を記録するのは難しいものです。

そこで私は、**「もう瞼を開けていられない」と思う瞬間の時間を時計で確認してから眠ります。そして翌朝目覚めた瞬間にその時刻を記録**しています。幾分ズレるのは仕方ありません。あまり厳密になり過ぎなくてよいのです。

24

帰宅後からでも間に合う快眠戦略「入眠儀式」のすすめ

快眠があたりまえになる「入眠ルーティン」がある

睡眠ログに「睡眠の前行程」を追加すると、さらに精度が上がります。生産管理の現場では前行程の周到さが次の流れを左右しますが、これは私たちの生活でも当てはまる考え方です。良質な睡眠は、眠る前から始まっているということです。

具体的には、**夕食の時間と内容、運動の時間と強度、カフェインを摂った時間と量、お風呂やシャワーの時間、寝る前のリラックス行動**などを睡眠ログに付け加えるとよいでしょう。これも、詳細に記載する必要はありません。あくまで「寝る直前にどのような行動をとると寝つきが良いか」に当たりを付けることが目的ですから。

次の図は、１４９ページの睡眠ログに睡眠の前行程と後行程を付け足したものです。睡眠に関係するであろう項目を記載しておくと、睡眠習慣がさらに可視化しやす

睡眠習慣を可視化する1行メモ

日付	前日の入眠時間	起床時間	睡眠時間	目覚め感	日中のパフォーマンス	前日の睡眠前の行動	起床前の行動
○月○日	22:30	06:00	07:30	○	○ 午後もすっきり	夕方にウォーキング	朝までぐっすり
○月○日	24:00	06:15	06:15	△	× 会議中居眠り	22時にコーヒー	明け方にトイレ
○月○日	25:30	06:30	05:00	△	× だるい	飲み会で多飲	二度寝

くなります。

よく眠れる前の行動パターンが見えてくれば、その一連の行動を「入眠儀式」に格上げして習慣化してしまいましょう。**大人になれば誰しもが、快眠できた時に無意識に行なっている行動があります。それを、睡眠ログで可視化する**のです。

この入眠儀式は、医学的には副交感神経を優位にしてリラックスすることが望ましいのですが、一般論にこだわる必要はありません。あなたが一番気持ち良く眠れる黄金ルールを見つけ出してください。

著者が毎晩実践している「夜の習慣」

ちなみに、私の入眠儀式は「白湯を飲

著者を快眠に導く黄金の「入眠儀式」

- 運動：6:00〜6:30
- 日中：仕事
- 夕食：18:30〜19:30
  （19:30以降はカフェインは摂らない）
- 入浴：20:00〜20:30
- テレビ・読書・その他：21:00〜21:45
  （仕事のメールチェックは10分間のみOKとする）
- 消灯：22:00
  （暖色系の廊下照明以外のすべての明かりを消す）
- 歯磨き＆トイレ
  （洗面所の電気は付けない）
- 白湯を飲む⇒戸締り確認⇒着替え⇒布団へ

む」ことです。白湯を飲んで、戸締り確認をすることで１日が締め括られ、「さあ、寝るぞ」という気持ちになるのです。白湯は体の内部を温めてくれますので、心地よい入眠に誘ってくれる効果もあります。

私の入眠儀式を上に記しますので、記録する際の参考にしてください。時間はあくまで目安で、多少のズレは許容範囲です。

アバウトでも構わないので自分の「傾向」をつかむことです。厳密さを求めるとかえってプレッシャーになり、睡眠を妨げることになってしまいますから。

25

ピンポイントで睡魔を撃退する5段階の「睡眠通知表」

睡魔があなたを襲う「タイミング」を見える化する

96ページで紹介したように、日中の眠気は午後2時から4時くらいにやってきます。ただし、これにも若干の個人差はあります。日中に全然眠くならない人もいますし、数時間おきに睡魔と闘う人もいます。さらに、その睡魔が強い時もあれば弱い時もあります。

ならば、日中に襲ってくるその「睡魔の波」も可視化してしまいましょう。方法は簡単です。日中に起きている時間を、**2時間おきに5段階で評価する**のです。本当に眠くて眠くて何とか目を開けているギリギリの状態を1点、目がパッチリ冴えて頭がフル回転している状態を5点とします。その間が3点です。

朝、十分な睡眠が取れて、目覚めてからアドレナリンが出まくっている時は5点でしょう。ランチ後の午後2時半くらい、睡魔が襲ってくると2点くらいでしょうか。残業がのびて22時くらいになると3点、家に帰って「あー疲れた」とバタンキューの手前は1点でしょう。

こんな感じで「ざっくり」で構いませんので、ゲーム感覚で覚醒度を点数化してみましょう。そうすると、「1日のうちでどれくらいの強さの睡魔が、いつ、やってくるか」が見えてきます。そうすると、**「カフェインは○時頃に摂ればいい」「○時頃は外回りして眠気を覚ましたほうがよい」「昼寝は○時だ」と、先回りして睡魔を撃退する方法が見えてきます。**

「先回り」すれば眠気対策の効果は倍増する

私のある1日の覚醒度の段階表と、それをグラフにしたものが次ページの図です。朝の調子がよく、お昼過ぎからガクンと覚醒度が下がり、夕方に少し上がって、寝る前にだんだんと覚醒度が下がっています。

日中は眠気をコントロールしたいわけですから、**覚醒度が下がっているところに、刺激を加える行動をぶつけていく**のです。

著者の時間帯別覚醒度

	点数
8時	5
10時	4
12時	3
14時	1
16時	2
18時	4
20時	4
22時	2

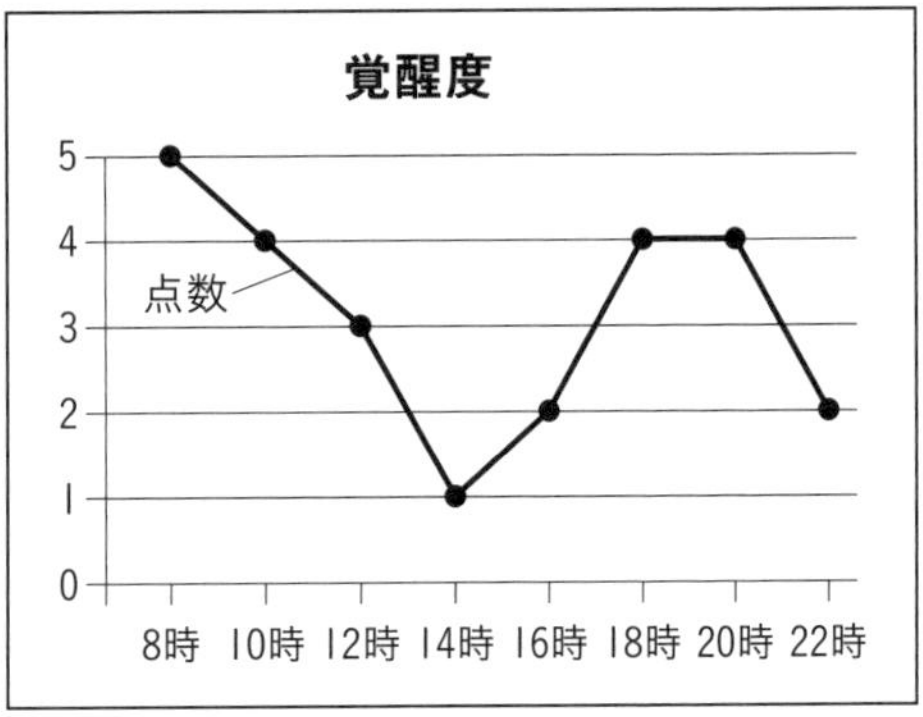

朝に覚醒度が低い人もいれば、夕方に低い人もいます。主観である覚醒度も微妙に個人差があるでしょう。まずは、ご自身の覚醒度をチェックすることから始めてみましょう。

毎回、同じ時間帯に眠くなるのなら、解決策もなく眠気と戦うよりも、先手必勝で眠気が来る時間を予測して、それに対して対応策を考えておくのです。ビジネスにおけるリスクマネジメントの基本を、睡眠に応用すればよいのです。

眠気そのものは、完全にコントロールするのは難しいものです。しかし、自分の行動は100%自分でコントロールできます。コントロール可能な部分に注力するのが、ビジネスパーソンの基本原則です。

26

医師が実践している眠りの質を上げる「9つのステップ」

ムダな睡眠時間を減らして眠りの質を上げる

第5章の最後は、本格的に不眠に悩み、本気で睡眠習慣を改善したいと思う人のために、「あえて睡眠時間を減らすことで睡眠の質を上げる」という方法を紹介します。

「ただでさえ寝不足なのに、さらに削るとは何事だ！」と思われるかもしれませんが、これはれっきとした、**「睡眠スケジュール法」という不眠治療の一環**です。

ダラダラ仕事するよりも、集中して一気呵成にしたほうがアウトプットの質が高まるのと同じように、だらだら睡眠をカットして無駄な睡眠時間を削り、睡眠の質を上げるのです。

具体的には、**必要な睡眠時間を確保しつつ、布団の中で眠れずに過ごす無駄な時間をなくす**ことを目指します。「眠れないのに寝床で悩むのは時間の無駄である」とい

眠りの「質」を上げる9つのステップ

STEP1 睡眠ログをつける

STEP2 「起床時刻」を決める

STEP3 「起床時刻」から「目標睡眠時間」を引いて「就寝時刻」を決める

STEP4 「眠くなった時」か「設定就寝時刻になった時」のみ布団に入る

STEP5 布団に入って15分たっても寝つけない場合は思い切って寝室を出る

STEP6 再度眠気がやってきたら布団に入る

STEP7 「起床時刻」に必ず起きて寝床を出る

STEP8 STEP2〜7を1週間続ける

STEP9 睡眠効率が上がったら目標睡眠時間を少しずつ増やす

う姿勢をしっかり持つことが必要です。

無駄を「見える化」するには、起こっている現象をしっかりと押さえておくことからスタートします。

眠りの質が悪くなると、どうしても早く寝床に就きたくなりますが、そうすると寝つけない時間が長くなったり、早朝に目が覚めてしまう原因になります。

面倒でも、次の9つのステップを2週間続けてみてください。

9つのステップで「一流の睡眠」が手に入る

STEP1　睡眠ログをつける

まずは2週間、前述の睡眠ログをつけて、睡眠時間の平均を計算します。平均が出たら、それを「目標睡眠時間」とします。ここでのポイントは、毎日の実際に眠っていた時間（＝実質睡眠時間）を集計することです。

STEP2「起床時刻」を決める

大まかに言えば、夜の何時に眠れるかは、朝起きた時に決まっています。起床後15

〜16時間後から睡眠ホルモンであるメラトニンが分泌し始めて、そこから1〜2時間で眠たくなります。

たとえば、朝6時に起きれば、21〜22時頃に眠くなり始めるのです。したがって、「起床時刻」をまず決めることで、睡眠の「大枠」を決めることができます。

STEP3 「起床時刻」から「目標睡眠時間」を引いて「就寝時刻」を決める

「就寝時刻」=「起床時刻−目標睡眠時間」です。たとえば、起床時刻を午前7時とした場合、目標睡眠時間が6時間30分なら、午前0時30分を就寝時刻とします。

最初はバッファを持って「平均実質睡眠時間+30分」を目標睡眠時間としても構いません。

STEP4 「眠くなった時」か「設定就寝時刻になった時」のみ布団に入る

眠気が出てきた時が、もっとも寝つきやすくなります。設定した就寝時刻より前に眠ることは構いません。

STEP5　布団に入って15分たっても寝つけない場合は思い切って寝室を出る

就寝時刻の前1時間ほどは、好きなことをしてリラックスしましょう。なかなか寝つけなければ、寝室を出て他の部屋で好きな音楽を聴いたり、読書をしましょう。

STEP6　再度眠気がやってきたら布団に入る

一晩のうちに⑤と⑥を、何回繰り返しても構いません。このルールをきちんと守ってください。

STEP7「起床時刻」に必ず起きて寝床を出る

二度寝はダメです。起床時刻にきちんと起きることが、夜の睡眠の質を保ちます。目が覚めたら朝日を浴びて、体内時計をリセットしましょう。

STEP8　STEP2〜7を1週間続ける

STEP9　睡眠効率が上がったら目標睡眠時間を少しずつ増やす

33ページの計算式で紹介した通り、寝床にいた時間のうち、実際に眠れた時間の割合を「睡眠効率」といいます。睡眠ログを使って1週間の睡眠効率を計りましょう。睡眠効率は85％以上が合格ラインです。いろいろな事情で日によって睡眠効率が違うことがあるので、1週間単位で見ると正確に計測できます。

睡眠効率にしたがって、次のような手順で就寝時刻を調整してください。

- **睡眠効率が85％以上だった場合→就寝時刻を15分早める**
- **睡眠効率が80～84％だった場合→同じ時刻設定を継続する**
- **睡眠効率が80％未満だった場合→就寝時刻を15分遅らせる**

繰り返しますが、この9つのステップは、「ベッドの中にいても眠れない時間」を減らすことを目的としています。これを繰り返すことで、自分に最適な睡眠時間の傾向がはっきりしてくるのです。

9つのステップを行なう最中で、心がけていただきたいことがあります。

まず、眠たくなっても日中や夕方の昼寝は避けて、仕事、趣味、日課など、いつも通りの生活を続けて「疲れ」を溜めてください。

前述したように、短時間の昼寝は良いことですが、睡眠スケジュール法を行なっている時には、日中に長く目覚めていることで睡眠欲求が高まり、夜に眠りやすくなります。

また、睡眠スケジュール法を始めたあとも、ＳＴＥＰ１の睡眠ログは続けましょう。うまくいかない時でも、その原因や対策のヒントを睡眠ログから見つけることができるからです。

この方法は、「睡眠時間制限法」や「睡眠スケジュール法」として、多くの医師や専門家が実際に行なっている方法です。

寝つきの悪い人や夜中に何度も目が覚めるような眠りの質が悪い人も、この方法を通じて**睡眠時間を短くすることで改善するケースがあります**。もちろん、不眠症で深刻に悩んでいる方は、専門医に相談してください。

第 6 章

眠りの質をさらに上げる最新ナレッジ

27

平日に悪影響をおよぼさない「休日の眠り方」

平日を全力疾走しているバリバリのビジネスパーソンほど、「週末くらい好きなだけ眠って、翌週の活力を蓄えたい」と考えることと思います。

NHK放送文化研究所の2010年の調査によれば、日本人の平日の睡眠時間と休日の睡眠時間では、休日の睡眠時間が長くなっています。左表の通り、ビジネスパーソンの睡眠時間は、平日に6時間55分、土曜日7時間24分、日曜日7時間51分と、週末ほど長くなる傾向があります。

週末にたっぷり眠りたい気持ちは痛いほどわかります。しかし、寝すぎてしまうと、かえって平日に悪影響を及ぼします。週末は週の終わりだと考えがちですが、見方を変えれば週の始まりです。**週始めから睡眠のリズムが狂うと、平日でそのリズムを取り戻すのは至難の業**です。

日本人の平日と休日の睡眠時間比較表

	平日	土曜	日曜
全体	7:14	7:37	7:59
ビジネスパーソン	6:55	7:24	7:51
主婦	7:08	7:15	7:35
無職	8:06	8:02	8:13
学生	7:40	8:30	8:48

金曜夜に寝すぎると月曜の目覚めが悪くなる

週末に寝すぎる人は大抵、金曜日の夜に夜更かしをして、土曜日はお昼ごろに起きます。夕方に目が覚める方もいるかもしれません。

メラトニンという睡眠ホルモンの影響で、人が自然と眠くなるのは、起きてから15時間後です。土曜の朝、遅い時間に起床すると、夜の入眠時間が後退し、その流れが日曜日にも続き、日曜日も「遅寝遅起き」になります。

そして、月曜日がやってきます。「明日は早く起きなきゃ」と日曜夜に早い時間にベッドに入っても、**そもそも日曜朝の起床時間が遅いため、体も疲れていなければ、体内時計も狂っていて、眠りにくくなります。**眠れたとしても、睡眠の質が悪くなってしまうのです。

月曜日にスッキリ目覚められなければ、週の頭からパフォーマンスが落ち、火曜以降にようやくリズムが戻り始める、という「スロースターター」になりがちです。

平日とのブレは「2時間以内」に収めなさい

第1章で、「寝だめはできないが、睡眠負債の返済はできる」とお伝えしました。平日の睡眠不足の埋め合わせとして、週末に多めに睡眠を取ること自体は問題ありません。**ただし、平日よりも2時間以上多く眠らない**ようにしてください。

どうしても疲れがとれない場合は、眠くても**一度平日と同じ時刻に起床して、太陽の光を浴びて15時間後に眠気がくるように体内時計をリセットしたうえで、午後の2時までに昼寝する**ようにしてください。

ファイナンスの世界では、ボラティリティ（変動幅）という言葉があります。ボラティリティとは「平均値からのブレ」、つまり標準偏差です。**休日平日関係なく、ご自身の睡眠時間のボラティリティを少なくする**ことが、いつも一定以上の成果を出し続ける一流のビジネスパーソンへの第一歩です。

28

「とりあえず睡眠薬」のリスクと対策

睡眠薬は万策尽きたあとの最終手段

毎晩布団に入って何時間も眠れず、延々と寝返りを打つ。少し眠ってはすぐに起きてしまうサイクルを繰り返し、朝まで熟睡できない。そういう辛さは、経験した人でないとわかりません。日本人を対象にした研究では、**寝酒を週1回以上飲む男性は48・3%、女性は18・3%。また、睡眠薬を週1回以上使用する男性は4・3%、女性5・9%**であることが示されています。これほど多くの人が不眠に苦しみ、そして睡眠薬に手を出しているのです。

でも、「眠れないからとりあえず睡眠薬」という発想は、危険です。そもそも**睡眠薬を飲むということは、不眠症の「治療」の一環です**。原則として、治療が必要なレベルな人でなければ、睡眠薬は飲んではいけません。

「眠れない人」と「眠りが浅い人」の睡眠薬は違う

不眠症の治療には、「薬物療法」と「非薬物療法」があり、症状や状況に応じてもっとも適切な治療法を医師が選択します。その薬物の代表例が睡眠薬であり、市販もされていますが、本来は医師の判断をもって処方されるべきものなのです。

睡眠薬には大きく分けて、172ページの2つのタイプがあります。

すでに睡眠薬を服用している人や、今後服用を検討している人のために、注意事項や副作用をまとめておきましょう。

まず、**飲んで少したっても眠くないからといって、もう1錠飲んだり、お酒と一緒に飲むことは絶対に避けてください。**睡眠薬の効き方は薬や個人によって差があり、徐々に眠くなるのではなく、30分ぐらい経って突然眠くなることもあります。**薬が効いてからは記憶が曖昧になる**こともあるので、服用したらすぐに寝てください。

また、**睡眠薬を長期間服用して、自己判断で突然中止することは避けてください。**逆に不眠が悪化したり、不安の症状などが現れることがあります。医師の指示に従い、徐々に薬を減らしていくようにしてください。

「飲みながら飲む」は厳禁

現代の睡眠薬は、かつてよりも副作用が軽減され、安全性も高まっています。これまでに使われてきた「GABA受容体作動薬」に加え、「メラトニン受容体作動薬」や「オレキシン受容体拮抗薬」などの新薬も開発され、睡眠薬による治療の選択肢が広がっています。ただし、どんな薬でも副作用が現われる可能性があります。正しい知識の元に正しく服用してください。

なお、風邪薬と睡眠薬を一緒に飲む人がいるようですが、これは本当に危険です。**風邪薬自体に眠気を呼び起こす成分が含まれていますので、これに睡眠薬を加えると眠気に拍車がかかり**、日中の作業や運転等に影響を及ぼしかねませんので、絶対にやめてください。

繰り返しになりますが、不眠症状に対しては、まずは本書で紹介している生活習慣の見直しに取り組んでください。それでも不眠が治らない場合に、初めて睡眠薬などの医学的治療が必要となってくるのです。

睡眠薬には2つのタイプがある

超短時間型・短時間型

【対象となる症状】

「なかなか寝付けない」

「寝付きが悪い」

慢性化していないが、一過性で不眠を感じている人向けのタイプ。寝始めの時に効果があり、かつ3〜4時間ぐらいで効果が和らぐため、目覚めも良いという特徴がある。

中間型・長時間型

【対象となる症状】

「寝ても途中で目が覚めてしまう」

「一度目が覚めると目が冴えて寝付けない」

「早朝に目が覚めてしまう」

「ぐっすり眠れない、寝た気がしない」

効果が長い。短時間型を使って朝方に目が覚めてしまう人などは、こちらに変更する場合もある。長時間型を飲んだ日の睡眠時間が短いと、起きるのが辛い、起きてもボーっとしてしまう人もいる。

29

ガムと寝酒は「とり方」で効果が変わる

ミント系のガムを10分以上噛むと仕事の効率が2倍になる

カフェインよりも手っ取り早く眠気を覚ますために、ガムを噛むという人も多いでしょう。ガムには眠気覚まし以外にも、ストレスを緩和する効果があります。

ガムを咀嚼した時の学習能力向上の効果と前頭前野における脳血流との関連について検討した研究があります。人間の前頭前野は大脳の約30％を占め、記憶や学習などをコントロールしている部位で、ものを考えたり判断したりする時に働きます。

ガムを噛む時と噛まない時に簡単な記憶テストを行なった結果、**ガム咀嚼時に有意に前頭前野の脳血流量が増加している部位が認められました。**

ガムの味についても面白い研究があります。ミント系ガムを咀嚼しながら計算作業を行なった時の「唾液分泌量」「唾液アミラーゼ活性」「自律神経活動」「作業効率」「主観的ストレス度」を測定した結果、**ミント系は無味無臭に比べてストレスが高い時に高くなる「唾液アミラーゼ活性」が低く、「作業効率」が良く、「主観的ストレス度」が低かった**のです。

では、ガムはどれだけの長さ噛むとよいのでしょうか。唾液ストレスマーカーと咀嚼時間の関係性を調べた研究では、10分以上の連続的な咀嚼がストレス軽減に有効なことが示唆されています。数分噛んですぐに捨てるのは、もったいないと言えそうです。**ガムを噛むなら「ミント系で10分以上」が効果的**と言えます。

寝酒は「寝つき」を良くするが「熟睡」を妨げる

次に「寝酒」の話をしましょう。寝る前にキュッと一杯ひっかけて、ぐっすり眠るというパターンが日課になっている人もいるでしょう。寝つきを良くするために飲む少量の寝酒は、1つの楽しみかもしれません。

しかし、毎晩寝酒していると次第にアルコール耐性ができますから、寝つきを良くするために、次第に大量の寝酒が必要になってしまいます。そうなると、たとえ速やかに寝つくことができても、**夜間睡眠の後半では深い眠り（ノンレム睡眠の深度3、4）が減少するだけでなく、アルコール血中濃度が下がる時に覚醒しやすくなる**のです。

また、当然ながら、アルコールの利尿作用で夜間に頻繁にトイレに目が覚めることにもつながります。つまり、**寝酒は寝入りをよくするかもしれませんが、深い眠りを妨げる**のです。総合点で考えると、やはり、多量の寝酒は睡眠の量と質の低下を招くことになると言えるでしょう。

30

どうしてもやめられない人のタバコと栄養ドリンク対策

とりあえず「寝る前のタバコ」だけはやめなさい

日中はタバコを多めに吸って眠気を覚まし、残業続きだから栄養ドリンクでもうひと踏ん張り。退社時間は23時で、空腹のあまりガッツリ夕食を摂り、帰宅後は時間がないのでシャワーで汗を流しておやすみなさい……。

そんな生活を続けている読者の方はいませんか。週の半分以上をこのスタイルで過ごしている人は、不眠に悩まされる可能性が高いでしょう。お気づきの通り、この過程には、これまでにお話ししてきた夜の良好な睡眠を阻害する要因が目白押しです。

タバコに含まれるニコチンには比較的強い覚醒作用があり、吸うと目が覚めると言われています。ただ、眠気覚ましの短期的効用はあるかもしれませんが、いくつかの横断研究では、喫煙本数が多いほど不眠の割合が多いことが示されているのです。

また、喫煙には、寝つきを悪くするだけでなく、睡眠の質を悪化させる影響があることも指摘されています。6442名を対象に夜間睡眠中の脳波を調べた研究では、**喫煙者の睡眠は非喫煙者の睡眠に比べて、浅い睡眠が多く、深い睡眠が少ない**ことが示されています。

前日の睡眠不足からくる眠気を覚ますための日中のタバコが不眠の原因にもなっているのです。慢性的な寝不足のビジネスパーソンにとっては、タバコはやはり控えめにしておくほうがよいようです。

ひょっとして依存症？　栄養ドリンクの「禁断症状」

栄養ドリンクは、ビジネスパーソンの眠気覚ましの手段としてコーヒーに次いで一般化しつつあるようですので、改めてその注意点をお伝えしておきます。

ほとんどの栄養ドリンクにはカフェインが含まれていて、成分表示上は「無水カフェイン」と記載されています。無水カフェインには鎮痛作用があり、適量であれば、一時的に眠気をとったり疲れを感じなくなったり、痛みを抑える効果がありま す。しかし、カフェインには神経毒性があるので、摂りすぎるとカフェイン中毒となり死に至る可能性があります。**一般的には5〜10グラムが致死量**と言われています。

もちろん、ドリンク剤1本飲んだくらいではまったく問題ありませんが、同時に何本も摂取すると危険です。一般的には、**摂取量が250mg（コーヒーに換算して、3〜4杯）以上、摂取した時には次ページのような作用が現われます。**

栄養ドリンクのヘビーユーザーで、次ページの症状が複合的に出て仕事に支障をきたすようになってきたら要注意です。

また、ドリンク剤によっては少量のアルコール成分を含むものがあります。一時的に元気になりたいという短期的効果を狙う時には有効ですが、**一種の興奮剤のようなものであるため、効き目が切れるとドッと疲れが押し寄せてくる**ことがあります。

また、アルコールやカフェインには依存性があるうえ、脳の働きを活性化させるために糖分が比較的多く配合されています。毎日飲み続けると糖尿病につながる恐れがあります。また、アルコールやカフェインが、常用している薬との飲み合わせで障害を起こす危険性も避けられません。

カフェインの過剰摂取による症状一覧

1. 落ち着きがなくなる
2. 神経過敏になる
3. 興奮する
4. 不眠になる
5. 顔面が紅潮する
6. トイレが近くなる
7. 胃腸の調子が悪くなる
8. 筋肉がピクピクする
9. 考えや話にまとまりがなくなる
10. 動悸、不整脈が起こる
11. 疲れを感じにくくなる
12. 不穏になる

たとえば、**風邪薬や気管支拡張剤とカフェインを一緒に摂ると、相互作用により、頭痛を引き起こす**ことがあります。

栄養ドリンクを否定するわけではありませんが、ルーティンで飲んでいる人は、くれぐれも「ほどほど」を心がけてください。

31

「歯ぎしり」と「うつ」、不眠症との深い関係

歯ぎしりは不眠と不調のサイン

私は以前に歯ぎしりがひどく、家族からも心配されていました。その時期は、朝起きた時にあごの痛みや肩こりが強かったことを覚えています。歯ぎしりは習慣だから、と諦めていたのですが、歯科医に相談したところ、「マウスピースをしたほうがいい。歯ぎしりであごの痛みが悪化する恐れもある」と忠告され、それ以来、睡眠時はマウスピースを愛用しています。

最初は違和感がありましたが、今ではマウスピースなしでは眠れないほどです。現在は、歯ぎしりもなくなり、肩こりやあごの痛みもほとんどありません。

歯ぎしりの原因は明確ではありませんが、**睡眠が浅い時に起こりやすい**ことがわかっています。さらに、**ストレスがある時、飲酒後**などは熟睡しにくいため、歯ぎし

りなどをしやすくなると言われています。私も家族から、お酒を飲んだ夜に歯ぎしりが多い、と言われていました。そのままにしておくと口の中のトラブルにとどまらず、顎関節症や肩こり、頭痛などさまざまな症状を引き起こします。

また、睡眠時無呼吸症候群の人は眠りが浅く、歯ぎしりをしやすい傾向があると言われています。胃酸が食道に逆流する逆流性食道炎も、眠りが浅くなるので歯ぎしりの原因になると報告されています。歯ぎしりがきっかけでこれらの病気が見つかるケースがあるほどです。

また、歯ぎしりを続けると、歯がすり減っていきます。歯が欠けたり、根っこから折れたりすることもあります。歯が何本も抜けている場合は、残った歯に力が集中するので、なおさらその歯が短くなってしまいます。放置していると歯が削れたり、折れたり、割れたり、歯周病悪化の原因になることもあります。また、治療後の差し歯が破損したり、詰め物が脱落することもあるでしょう。

朝起きた時に、「あごが疲れている」「あごの関節が引っかかる」「歯が削れている」「肩こりがひどい」「頭痛がする」といった症状のある人は、歯ぎしりも疑ってみてください。

不眠症状でわかる「うつ」のサイン

うつ病と不眠は切っても切れない関係と言われています。うつ病の初期症状として、不眠は重要なサインです。**「睡眠時間が短いうえに眠りが浅く、覚醒しやすい」というのが、典型的なうつ病による不眠の症状**と言われています。

また、**不眠症の人は、そうでない人の2〜3倍もうつ病になる可能性が高い**と言われています。不眠が続くと、うつ病が悪化してしまうこともわかっています。

うつ病での睡眠障害のパターンとしては、夜ゆっくりと眠れなかったり、朝目覚めても気分がスッキリしなかったりする「熟眠障害」、あるいはもっと長く寝ていたいのに、なぜか午前3時や4時に目が覚めて、それからは眠れずに悶々とする「早期覚醒」といった状態になることが多いようです。

うつ病になると、9割近くの人が何らかの不眠症状を伴い、中でも睡眠による休養感の欠如は、もっとも特徴的な症状と考えられています。

うつ病に限らず、睡眠時間が不足していたり、寝床に就いても眠れなかったりして睡眠による休養感が得られなくなると、日中の注意力や集中力の低下、頭痛やその他の体の痛みや消化器系の不調などが現われ、活動意欲が低下することがわかっています。

そのような時に、睡眠薬はある程度は有効なのですが、うつ病に伴う睡眠障害の場合には、睡眠薬だけでは十分改善せず、専門家の治療が必要となってきます。

「眠れないというだけで、病院に行くのはちょっと……」とためらわず、眠れない・眠りが浅い、朝早く目が覚めるという症状が続いて悩んでいる人は、早めの医療機関の受診をおすすめします。

32

若い人でも「役員並み」に早起きする方法

20年で30分ずつ、睡眠時間は減っていく

私がお付き合いのある社長や役員の方々は、もれなく朝が早いです。夜遅くまで仕事をしているのになぜ朝も早いのか、と驚くことが多いものです。著名な経営者の書籍やインタビューを見ても、朝が早い人が多いようです。

しかし、よく考えてみると、責任あるポジションについている方は、年齢も高いことが多いもの。実際、年齢という生物学的な理由と早起きには関係があるのです。

日本の成人の睡眠時間は6時間以上8時間未満の人がおよそ6割を占め、これが標準的な睡眠時間と考えられます。睡眠時間は、日の長い季節では短くなり、日の短い季節では長くなるといったように、変化があります。そして、**成人してから加齢するにつれて、一晩の睡眠の量は徐々に減っていく**のです。

夜間の睡眠時間は10歳代前半までは8時間以上、25歳で約7時間、その後20年経って45歳には約6・5時間、さらに20年経って65歳になると約6時間というように、**健康な人では20年ごとに30分ぐらいの割合で減少していく**ことがわかっています。

年をとると徐々に早寝早起きの傾向が強まり、朝型化することが知られていますが、**加齢による朝型化の傾向は、男性でより強い**ことがわかっています。

もちろん、仕事が多く責任感が強いために朝早くから仕事をされているという理由があるでしょう。ただし、**若い人は生物学的に年配の人よりも多くの睡眠が必要**なのです。役員の朝が早くても、若い人は気を落とさず、年齢的な影響もあるんだと楽に構えて下さい。かといって、寝坊は厳禁です。

朝活は7回続ければ習慣化する

とはいえ、早起き習慣を身につけたい、と思う若い人も多いと思います。

そんな時は、73ページで紹介したように、前日の夜に「朝イチでやらなければならないことを用意しておく」といいでしょう。「朝イチ予定」があると、驚くほど目覚めた時から頭がシャキっとした状態で1日をスタートさせることができます。

いわゆる「朝活」は、早起き生活を続ける1つの有効な手段といえるでしょう。グループでの勉強会や友人たちが集まってのジョギングなど、他のメンバーがいると、自分が遅刻して迷惑をかけるわけにはいきません。朝から遅れられない予定があるというプレッシャーがよい目覚めを生むのです。

ここでのポイントは、強すぎるプレッシャーにしないことです。たとえば、資料づくりを当日の朝に全部やろうとするのは、**プレッシャーのほうが大きくて夜に眠れなくなりやすく、本末転倒です。**自分の趣味や教養のための活動、仕事なら差し迫った案件ではないミーティングなどがぴったりでしょう。

「朝活の経験はあるけど、なかなか続かない」という人は、**「ご褒美をつくる」「他人を巻き込む」「最低7回以上続ける」を意識する**ようにしてみましょう。

まず、ご褒美をつくることです。「朝イチでの作業中に好きなケーキを食べる」、「朝活のメンバー内にお気に入りの人を見つけ、その人に会えるから頑張る」というような、一見不純に思えるものでも、長続きするインセンティブになります。

次に、「他人を巻き込む」。一人では毎日眠気に勝ち続けられないこともあるので、他人を巻き込んで言い訳できない状況をつくるのです。朝活だけでなく、朝イチからプロジェクトチームでミーティングするのもいいでしょう。

そして、「最低7回以上続ける」。三日坊主という言葉がありますが、3日程度では断念することにそれほどの抵抗を感じにくいものです。しかし、1週間（7日）続けると、やめるのが悔しくなります。また、7回ほど続けると慣れてきますし、朝の快適な目覚めとメリットを十分に理解できるようになるはずです。

参考文献一覧

・『日米仏3ヵ国における睡眠に関する意識と行動の実態調査』、林田健一、新薬と臨牀、２０１２年
・『操船者の眠気による船舶の事故及びインシデントの背景要因に関する研究』、漆谷伸介、人間工学、２０１０年
・『睡眠学─眠りの科学・医歯薬学・社会学』高橋清久編、じほう、２００３年
・「予防的仮眠の効果」『Clinical Neuroscience』vol.27、pp.150-151、２００９年
・「健康づくりのための睡眠指針２０１４」厚生労働省健康局、平成26年3月
・「ミント系ガム咀嚼が唾液分泌、ストレスおよび作業効率に及ぼす影響」三浦汐美、日本味と匂学会誌、２０１４年
・「唾液ストレスマーカーに及ぼす咀嚼時間の影響」Tasaka Akinori、Journal of Prosthodontic Research、２０１４年
・「咀嚼による学習効果の向上と前頭前野における脳血流の関連　近赤外分光法（ＮＩＲＳ）を用いた検討」織田真衣子、東北大学歯学雑誌、２０１０年
・「最近話題になっているブルーライト問題とアンチエイジングについて教えてください　網膜障害とサーカディアンリズムへの影響」綾木雅彦、Geriatric Medicine（老年医学）、２０１３年
・「夜型社会の睡眠問題」堀忠雄、生理心理学と精神生理学、２０１３年
・『社会生活基本調査報告　昭和51年全国Ｉ 行動時間編』総理府統計局、１９７８年

・『平成23年社会生活基本調査』総理府統計局、２０１２年
・『国民生活時間調査　昭和35年調査』日本放送協会放送文化研究所、大空社、１９９０年
・『データブック国民生活時間調査２０１０』ＮＨＫ放送文化研究所、２０１１年
・『平成21年国民健康・栄養調査報告』厚生労働省、２０１１年
・朝日新聞・読売新聞・毎日新聞、内山真、２００６年６月８日朝刊
・「健康づくりのための睡眠指針２０１４」２０１４年３月、厚生労働省健康局
・『眠気の科学』井上雄一・林光緒編、朝倉書店、２０１１年
・「居眠り運転発生の生理的メカニズム」、林光緒、国際交通安全学会誌Vol.38、No.1、２０１３年
・Hayashi, M., Abe, A. : Short daytime naps in a car seat to counteract daytime sleepiness: the effect of backrest angle, Sleep and Biological Rhythms,6, pp. 34-41, 2008
・Stahl, M. L., Orr, W. C., Bollinger, C. : Postprandial sleepiness : objective documentation via polysomnography, Sleep, 6, pp.29-35, 1983・Kaneita Y, Uchiyama M, Takemura S, Yokoyama E, Miyake T, Harano S, Asai T, Tsutsui T, Kaneko A, Nakamura H, Ohida T. Use of alcohol and hypnotic medication as aids to sleep among the Japanese general population. Sleep Med 2007;8:723-732
・Soldatos CR, Allaert FA, Ohta T, Dikeos DG. How do individuals sleep around the world? Results from a single-day survey in ten countries. Sleep Med 2005;6:5-13
・U.S. Department of Health and Human Services. The Health Consequences of Smoking: Nicotine

Addiction: A Report of the Surgeon General. Washington D.C.: U.S. Government Printing Office, 1988

- Brook DW, Rubenstone E, Zhang C, Brook JS. Trajectories of cigarette smoking in adulthood predict insomnia among women in late mid-life. Sleep Med 2012;13:1130-1137
- Fernandez-Mendoza J, Vgontzas AN, Bixler EO, Singareddy R, Shaffer ML, Calhoun SL, Karataraki M, Vela-Bueno A, Liao Clinical and polysomnographic predictors of the natural history of poor sleep in the general population. Sleep 2012;35:689-697
- Zhang L, Samet J, Caffo B, Punjabi NM. Cigarette smoking and nocturnal sleep architecture. Am J Epidemiol 2006;164:529-537
- Borbély, A. A. : Das Geheimnis des Schlafs: Neue Wege unt Erkenntnisse der Forschung, Deutsche Verlags-Anstalt GmbH, 1984
- Webb, W. B. : The natural onset of sleep, In: L. Popoviciu, B. Açgian, G. Badiu, Eds., Sleep, 1978, Fourth European Congress on Sleep Research, Tîrgu Mureç, Basel: S. Karger, pp.19-23, 1980
- Leger, D. : The cost of sleep-related accidents: a report for the National Commission on Sleep Disorders Research, Sleep, 17, pp.84-93, 1994
- Moore-Ede, M. : The Twenty-Four-hour society, Assison-Wesley Publishing, 1993

[著者]

裴　英洙（Hai Eishu）

医師・医学博士、MBA。ハイズ株式会社代表取締役社長。

1972年奈良県生まれ。 金沢大学医学部卒業、金沢大学大学院医学研究科修了。金沢大学医学部卒業後、金沢大学第一外科（現・心肺・総合外科）に入局し、大学病院や基幹病院を中心に、主に胸部外科（肺がん、心臓病など）に従事し、日々手術に明け暮れる。その後、金沢大学大学院に入学し、外科病理学を専攻し医学博士を取得。さらに、病理専門医を取得し、市中病院にて病理医として病気の最終診断にかかわり、年間1万件以上の重大疾病の診断をこなす。

また、医師として働きつつ慶應義塾大学大学院経営管理研究科（慶應ビジネス・スクール）にて医療政策・病院経営の第一人者の田中滋教授に師事。同ビジネス・スクールを首席で修了。フランスグランゼコールESSEC大学院交換留学。ビジネス・スクール在学中に医療機関再生コンサルティング会社を設立。多数の医療機関の経営支援、ヘルスケア企業の医学アドバイザー業務などを行なっている。 現在も医師として臨床業務をこなしつつ、臨床の最前線からのニーズを医療機関経営に活かすハンズオン型支援を行なう。


著書に『10の仕事を1の力でミスなく回すトリアージ仕事術』『なぜ、一流の人は「疲れ」を翌日に持ち越さないのか』（ダイヤモンド社）、『医療職が部下を持ったら読む本』（日経BP社）などがある。

一流の睡眠

「MBA×コンサルタント」の医師が教える快眠戦略

2016年８月４日　第１刷発行
2016年11月９日　第７刷発行

著　者――裴　英洙
発行所――ダイヤモンド社
〒150-8409　東京都渋谷区神宮前6-12-17
http://www.diamond.co.jp/
電話／03･5778･7236（編集）　03･5778･7240（販売）

製作進行――ダイヤモンド・グラフィック社
印刷――信毎書籍印刷（本文）・慶昌堂印刷（カバー）
製本――川島製本所
ブックデザイン――西垂水敦・坂川朱音（krran）
DTP――一企画
校閲――加藤義廣（小柳商店）・officeあんだんて
編集担当――今野良介

ISBN 978-4-478-06728-4